Gabriella Rocchi

ESSSTÖRUNGEN

verstehen und überwinden

Gabriella Rocchi

ESSSTÖRUNGEN verstehen und überwinden

Der Ratgeber für Betroffene von Anorexie, Bulimie und Binge-Eating und deren Angehörige

riva

*»Mein Körper ist kein Gegenstand.
Er ist lebendig und verdient
Aufmerksamkeit und Nahrung.«*

– Eine Klientin –

Bibliografische Information der Deutschen Nationalbibliothek
Die Deutsche Nationalbibliothek verzeichnet diese Publikation in der Deutschen Nationalbibliografie. Detaillierte bibliografische Daten sind im Internet über https://dnb.de abrufbar.

Für Fragen und Anregungen
info@m-vg.de

Wichtiger Hinweis
Dieses Buch ist für Lernzwecke gedacht. Es stellt keinen Ersatz für eine individuelle medizinische Beratung dar und sollte auch nicht als solcher benutzt werden. Wenn Sie medizinischen Rat einholen wollen, konsultieren Sie bitte einen*eine qualifizierte*n Arzt*Ärztin. Der Verlag und die Autorin haften für keine nachteiligen Auswirkungen, die in einem direkten oder indirekten Zusammenhang mit den Informationen stehen, die in diesem Buch enthalten sind.

Originalausgabe
1. Auflage 2024

Türkenstraße 89
80799 München
Tel.: 089 651285-0

Redaktion: Ulrike Reinen
Umschlaggestaltung: Karina Braun
Abbildungen im Innenteil: Karina Braun, S. 104/105: AdobeStock.com/Hein Nouwens, THANIT, Suesse, IconLauk, studio marble, Wanicon, Nur Achmadi Yusuf, Pointer Marker, lanastace, AlexBlogoodf, bolakaretstudio, wise
Layout: Christiane Schuster, www.kapazunder.de
Satz: Bernadett Linseisen (schere.style.papier), München
Druck: GGP Media GmbH, Pößneck
Printed in Germany

ISBN Print 978-3-7423-2749-9
ISBN E-Book (PDF) 978-3-7453-2511-9
ISBN E-Book (EPUB, Mobi) 978-3-7453-2512-6

Wir produzieren nachhaltig
www.m-vg.de

Weitere Informationen zum Verlag finden Sie unter
www.rivaverlag.de
Beachten Sie auch unsere weiteren Verlage unter www.m-vg.de

INHALT

Vorwort

Liebe Leser*innen,

dieses Buch ist entstanden, weil mich viele Klient*innen immer wieder darum gebeten haben, meine Erfahrungen und mein Wissen niederzuschreiben. Meine Arbeit als Ernährungstherapeutin haben sie als einen wichtigen Bestandteil auf dem Weg zur Heilung erlebt. Seit der Corona-Pandemie haben die Essstörungen, vor allem bei sehr jungen Mädchen, zugenommen. Die Kliniken sind überlaufen, die Wartezeiten lang und einen zeitnahen Termin bei einem*einer Kinder- und Jugendtherapeut*in zu bekommen stellt eine Herausforderung dar. Die Familien sind dankbar, wenn ich Zeit für sie finde und endlich auf ihre Sorgen und Ängste eingehe. Sie empfinden es als große Entlastung, dass ihr Kind im Umgang mit dem Essen begleitet wird. Es motiviert sie, Frustrationen, Konflikte und Rückfälle, die im Laufe des Veränderungsprozesses entstehen, mit mir zu durchleuchten und zu lernen, damit umzugehen.

Ein Großteil meiner Klient*innen sind essgestörte Mädchen und Frauen, selten auch Männer. Sie leiden unter Magersucht (Anorexie), Ess-Brech-Sucht (Bulimie) und Esssucht (Binge-Eating-Disorder). Sie erzählen mir ihre Geschichten und geben tiefe Einblicke in ihre Störung. Jede Lebensgeschichte ist einzigartig und es gibt unzählige Facetten, eine Essstörung auszuleben. Daher können feste, starre Konzepte in der ambulanten Therapie meiner Meinung nach nicht greifen, sondern es muss jedes Mal individuell geschaut werden, was die Einzelne braucht. Das macht meine Arbeit so spannend und interessant. Ich danke meinen Klient*innen, die mich in ihr Inneres schauen ließen, dass sie mir vertrauten und mir ihre Lebensgeschichte erzählten, ihre größte Not mit mir teilten und mich an ihrem fragilen Lebensgerüst teilhaben ließen.

Als ich vor 20 Jahren meine Praxis eröffnete, war eine meiner ersten Klient*innen eine Bulimikerin. Die junge Studentin wirkte, als ob sie alles im Griff habe. Sie hatte ein offenes Wesen, schien selbstbewusst und fröhlich. Wie konnte es sein, dass sie so eine große Angst vor dem Essen hatte? Wenn sie aß, erbrach sie fast jede Mahlzeit. Ich verstand es nicht – und sie faszinierte und irritierte mich zugleich. Ihre äußere Fassade passte nicht zu dem, was ich hörte und spürte. Mir war schnell klar, dass ich zwar die schönsten Speisepläne entwerfen konnte, das Problem aber vielschichtiger war und sie sich aller Voraussicht nach nur bedingt an einen Plan würde halten können. Das war der Moment, in dem meine Neugierde für das Thema entstand und ich mehr über Essstörungen wissen und lernen wollte. Ich investierte Zeit in intensive Fortbildungen und arbeitete biografisch, um mir die Welt der Essstörung zu erschließen. Ich begann die Hintergründe zu verstehen und war von der Thematik gefesselt. Bis heute bin ich mit Herzblut dabei und betreibe eine Schwerpunktpraxis für Essstörungen in Münster. Es erfordert Vertrauen, um die Geheimnisse und die manchmal zutiefst verstörenden Erfahrungen offenzulegen. Nur so kann ich erkennen, was der*die Einzelne braucht.

Die Ernährungstherapie stellt eine wunderbare Ergänzung zur Psychotherapie dar und ist ein wichtiger Baustein, um gesund zu werden. Ein gutes ambulantes Netz aus Psychotherapie, ärztlicher Betreuung und Ernährungstherapie gibt den essgestörten Personen die Sicherheit, sich ihren Ängsten, Konflikten und ihrem Hunger zu stellen. Sie können Antworten auf die Fragen finden, was sie brauchen, wer sie sein wollen, was sie berührt und was sie satt macht.

Im Laufe der Zeit hat sich eine respektvolle Zusammenarbeit mit Therapeut*innen, Arztpraxen, sozialen Einrichtungen und Kliniken entwickelt. Die Zusammenarbeit ist von Wertschätzung geprägt und ich bin dankbar für den gemeinsamen Blick auf die Klient*innen.

In diesem Buch bekommen Sie einen Einblick in meine jahrelange Erfahrung als Ernährungstherapeutin. Es zeigt, warum emotionaler Hunger nicht mit Essen gestillt werden kann, welche Wege helfen, den Kreislauf zwischen Diäten und Essanfällen zu durchbrechen, wie normale Speisepläne aussehen, was eine Normalportion ist und wie man Essanfälle vermeiden kann. Aber vor allem gebe ich meinen Klient*innen eine Stimme, erzähle ihre Lebensgeschichten und wie sie ihrem Essstörungs-Ich begegnen.

Vielleicht sind Sie jetzt neugierig geworden. Dieses Buch ist für Jugendliche gedacht, die auf der Schwelle zur Essstörung stehen oder bereits tief in der Essstörung stecken. Für Eltern, die verzweifelt sind und nicht so recht wissen, was gerade in ihrem Leben und dem ihres Kindes passiert. Die keine Idee haben, warum ihr Kind nicht einfach essen kann.

Es soll Ihnen Mut machen, sich Hilfe zu holen. Bleiben Sie dran. Sie sind nicht allein.

Ihre Gabriella Rocchi

Kapitel 1:

WISSENSWERTES ÜBER DAS BUCH

Manchmal kommen Menschen in meine Praxis, die noch nie mit einer Therapie in Berührung gekommen sind und über Jahre unentdeckt und heimlich mit einer Essstörung leben. Dann gibt es andere, die sehr therapieerfahren sind, schon mehrere Klinikaufenthalte hinter sich haben oder sich bereits in einer psychotherapeutischen Behandlung befinden. Hilfe zu holen erfordert Mut und ist der erste Schritt in die richtige Richtung. Sobald die Klient*innen über meine Türschwelle treten, beginnt die Arbeit. Zu Anfang möchte ich alles über meine Klient*innen wissen. Das lässt mich begreifen und verstehen – und die Themen, die wir erarbeiten müssen, werden offensichtlich. Gegenseitiges Vertrauen ist die Basis unserer Arbeit. Jedes Mal ist das eine große Herausforderung, denn was meine Klient*innen in der Regel nicht haben, ist Vertrauen in sich selbst, in die Welt, in ihre Gefühle und in ihren Körper. Körpersignale wie Hunger, Appetit, Verlangen und Lust machen den Klient*innen Angst, die deswegen ihre Körpergefühle stark kontrollieren. Normal zu essen und darüber nicht krankhaft zu »verfetten« liegt außerhalb ihrer Vorstellungskraft.

Schon der Vorschlag, eine kleine Veränderung im gewohnten Speiseplan vorzunehmen, löst unfassbare Panik aus. Die Signale des Körpers und seine Bedürfnisse stehen nicht zur Debatte. Wie viel Kraft muss es jedes Mal kosten, genau das mit mir in Augenschein zu nehmen? Sich zu trauen, Schritt für Schritt dem Körper das zu geben, was er braucht. Ihn nicht mehr zu traktieren und zu ignorieren und so die Krankheit ziehen zu lassen.

Am Anfang einer Essstörung steht häufig das Gefühl von Kontrolle und die Haltung: »Ich kann was schaffen!« Die meisten beschreiben, dass dies oft mit einem Hochgefühl einhergeht. Tauchen sie jedoch stärker in die Essstörung ein, fühlen sich die Personen allein, durcheinander und unsicher. Sie verlieren mehr und mehr die Orientierung, im Leben und auf dem Teller. Das Leid ist groß, denn nichts ist mehr auf seinem Platz. Sie hungern, sie essen und erbrechen sich, sie stopfen sich voll. Was ist passiert? Wie konnte das Leben derartig aus den Fugen geraten?

Damit wir sie besser verstehen und leichter Antworten finden, erzähle ich im Laufe des Buches die Lebensgeschichten essgestörter Frauen. Keine der Geschichten gleicht der anderen und doch haben sie auch einiges gemeinsam. Manche Frauen sind traumatisiert, andere dagegen kommen aus sogenannten normalen Familien. Wiederum andere sind mit einem erkrankten Elternteil – durch Alkoholsucht oder psychische beziehungsweise körperliche Krankheiten – groß geworden oder haben die Trennung der Eltern miterlebt. Manche können den Grund gar nicht so recht benennen, da sie mit großer Fürsorge aufgewachsen sind, während andere wiederum in unterkühlten Familien leben. Manche Mädchen und Frauen haben Ausgrenzung und Kränkung erfahren. In der Pandemie trieb die soziale Isolation einige in die Essstörung. Vor allem von der ungebremsten Nutzung sozialer Medien wie Youtube, Instagram und Tiktok geht für Mädchen und junge Frauen eine große Gefahr aus. Krank machender Schlankheitswahn und stereotypische Schönheitsideale im Netz wirken wie Brandbeschleuniger auf Essstörungen. Sie sehen, die Liste der Gründe, warum Menschen eine Essstörung entwickeln, ist lang.

Was aber alle Mädchen und Frauen eint, ist das Gefühl, nicht »richtig« zu sein, nicht in das System zu passen. Sie beginnen, ihren Gefühlen zu misstrauen und das, was in ihrem Inneren passiert, zu verleugnen. Ihre ganze Not und Orientierungslosigkeit drücken sich in der Essstörung aus.

Sie fragen sich sicherlich, ob auch Jungen und Männer über die Geschichten zu Wort kommen. Nein, denn mir fehlt schlichtweg die Erfahrung mit Männern oder Jungen als Klienten. Allerdings können auch sie alle Formen einer Essstörung entwickeln und leiden häufig unter Begleiterkrankungen wie Depressionen, Angststörungen und Süchten. Essstörungen gelten allerdings immer noch als eine typisch weibliche Erkrankung, daher werden sie oft gar nicht oder sehr spät bei Männern erkannt. Die Bundeszentrale für gesundheitliche Aufklärung gibt an, dass von tausend Jungen und Männern im Laufe ihres Lebens zwei an Magersucht, sechs an Bulimie und zehn an der Binge-Eating-Störung erkranken. Im Vergleich erkranken siebenmal so viele Mädchen und Frauen an der Magersucht, über dreimal so viele an der Bulimie und über doppelt so viele an der Binge-Eating-Störung.

Eine Form der Essstörung bei Männern, die nach meiner Einschätzung zunimmt, ist der sogenannte Adonis-Komplex. Auch hier spielen im Netz propagierte Schönheitsideale eine große Rolle. Muskulöse, definierte Männerkörper mit minimalem Fettanteil sind dabei das Ziel. Diesen Zustand können Männer und Jungen eigentlich nur durch ein übertriebenes oder süchtig machendes Training sowie durch entsprechende Diätpläne erreichen. Es besteht die Gefahr, dass Ernährung und Sport den Alltag bestimmen und Fitness zum Zwang wird. Trotz sichtbarem Muskelzuwachs und Trainingserfolg bleiben diese Männer unzufrieden mit ihrem Körper. Aus ihrer Sicht erreichen sie ihr Ideal nie. Mitunter trainieren sie auch unter Schmerzen, mit Brüchen oder gerissenen Sehnen weiter. Der Missbrauch von Anabolika und anderen Substanzen ist dann keine Seltenheit.

Die Merkmale dieser Essstörung erinnern stark an die Magersucht. Sollten Sie ein männlicher Leser sein, dürfen auch Sie sich angesprochen fühlen. Einige Lösungsansätze, die Sie in diesem Buch finden, könnten auch Ihnen weiterhelfen. Allerdings ist es unabdingbar, dass Sie sich im nächsten Schritt psychotherapeutische Hilfe holen oder sich an eine Beratungsstelle wenden. Dann ist der Weg bereitet, das Problem anzupacken.

Allerdings ist es heutzutage schwer, zeitnah einen Platz für eine Psychotherapie zu bekommen. Die Wartezeiten bewegen sich zwischen einem halben und einem Jahr. Aber es ist wichtig, so schnell wie möglich zu starten, damit sich die Essstörung nicht noch mehr verfestigt.

Ein gutes ambulantes Netz (Psycho- und Ernährungstherapie) stellt für essgestörte Menschen einen doppelten Boden dar, der ihnen Sicherheit gibt und den Sprung in die »gesunde« Welt möglich macht. Leider beginne ich immer häufiger meine Arbeit mit den Betroffenen sowie ihren Angehörigen, ohne dass es eine begleitende Psychotherapie gibt. Ich bin das Bindeglied. Allerdings unterscheidet sich die ernährungstherapeutische Arbeit klar von der Psychotherapie. Ich beschäftige mich mit der Erlebniswelt rund um das Essen, schaue mir das Ernährungsverhalten und den Umgang damit an. Emotionales Essen, Hungern und Erbrechen stehen im Fokus, eben alle Themen rund um den Teller. Meine Arbeit hat das Ziel, Verhalten zu reflektieren, zu erweitern und neue, bessere Muster einzuüben. Weiterhin zu verstehen und zu erkennen, warum in manchen Momenten die Essstörung so stark und das Verlangen so übermächtig wird, sehr viel essen zu wollen, zu erbrechen oder sich dem Hunger hinzugeben.

Ich arbeite gerne essbiografisch. Die Methode lässt den*die Klient*in und mich besser verstehen, woher das gegen sich selbst gerichtete Verhalten kommt. So können sich auf lange Sicht Selbsthass und Strenge in fürsorgliches Verhalten verwandeln.

Sie finden in diesem Buch Lösungsansätze für Ihre Probleme, die auf den ersten Blick so einfach erscheinen. Meistens habe ich schon eine geraume Zeit mit meinen Klient*innen das Problem besprochen und von allen Seiten beleuchtet. Dann gibt es in einer Sitzung den ausschlaggebenden Moment: Er zeigt uns den Ursprung für das problematische Verhalten so deutlich, dass dies den Wendepunkt im Verhalten einläutet. Der Knoten ist sozusagen geplatzt. Häufig berichte ich genau von diesen Schlüsselmomenten, doch die wegbereitende Arbeit davor bleibt unerwähnt.

Selbstverständlich tragen vorangegangene Klinikaufenthalte und Therapien dazu bei. Es ist wie ein Deckel auf einem Glas. Jeder dreht an dem Schraubverschluss, bis der Deckel der Gesundheit schließlich fest sitzt.

Alles braucht seine Zeit. Wir müssen verstehen, welche Funktion die Essstörung hat und in welchen Situationen zerstörerisches Verhalten auftritt. Dann kommt die Kür, langsam alte, destruktive Handlungsmuster loszulassen und neue, gesunde

Lösungswege einzuüben. Rückfälle und Rückschritte sind normal. Sie helfen uns, die Perspektive zu wechseln und neue Aspekte zu erkennen. Im ersten Moment fühlen sie sich schrecklich an und lösen das Gefühl aus, nichts gelernt zu haben. Tatsächlich sind sie aber sehr hilfreiche Erfahrungen auf dem Weg der Genesung. Die neuen Lösungswege gilt es zu üben, zu üben und noch mal zu üben, bis sie sich innerlich so stark verankert haben, dass das alte Verhalten keinen Platz mehr findet. Ich setze beharrlich über einen durchaus längeren Zeitraum Prozesse in Gang, die Verhaltensveränderungen möglich machen, auch das Loslassen der Essstörung. Um das zu erreichen, arbeite ich mit Methoden und Techniken aus der Gestalttherapie, der Verhaltenstherapie und der Systemischen Beratung. Natürlich sind sie auf ernährungstherapeutische Themen angewandt. Meine Aufgabe liegt darin, das Ernährungs- und Essverhalten zu stabilisieren, sodass sich bei den Betroffenen nicht länger alles ums Essen dreht. Dadurch wird Kapazität für die Themen der Psychotherapie frei.

Womöglich werden Sie das Modell des Inneren Kindes vermissen. Darauf gehe ich hier nicht ein, denn das fällt in das Gebiet der Psychotherapie.

Natürlich interpretieren meine Klient*innen aktuelle Situationen häufig über ihr Inneres Kind, das im Schatten lebt. Beim Schattenkind dominieren aus der Vergangenheit heraus häufig Gefühle wie Trauer, Wut, Angst, Schmerz und Hilflosigkeit. Diesen Emotionen liegen belastende Kindheitserfahrungen und im schlimmsten Fall Traumata zugrunde. Solche Erfahrungen übertragen sich in das Erwachsenenalter und bestimmen Fühlen, Denken und Handeln im Jetzt. Bei essgestörten Personen hat es überangepasstes, perfektionistisches und vermeidendes Verhalten zur Folge. Es ist also unabdingbar, in der begleitenden Psychotherapie intensiv mit dem Inneren Kind zu arbeiten, damit die Betroffenen ihr Schattenkind kennen, um auf der Erwachsenenebene aktiv ins Handeln kommen zu können. Das kommt wiederum auch meiner Arbeit zugute. Manchmal stelle ich augenzwinkernd die Frage: »Wie alt sind Sie denn gerade?« Die erste Fallbeispielgeschichte im folgenden Kapitel illustriert, wie stark die Ereignisse der jungen Jahre auf das Leben als Erwachsene einwirken können.

Kapitel 2:

DIE KLUGE ERZÄHLT DIE GESCHICHTE IHRER ESSSTÖRUNG (ANOREXIE)

Diese Lebensgeschichte steht stellvertretend für viele essgestörte Frauen, die aus Suchtfamilien stammen. Als ich die Klientin vor Jahren kennenlernte, war sie sehr in der Anorexie verstrickt und es ging ihr wirklich schlecht. Ich kann mich noch gut an die erste Begegnung erinnern. Sie hatte ihr lockiges Haar zu einem strengen Knoten zusammengebunden, wirkte zugeknöpft, kontrolliert und unglücklich, aber auch sehr wach und aufmerksam. Was ich dann hörte, erschütterte mich zutiefst.

DIE KLUGE

»Angefangen hatte es mit zwölf Jahren. Das weiß ich noch ganz genau. Meine Schwester kam zu Besuch, denn sie war gerade ausgezogen. Sie saß neben mir am Küchentisch und sagte: ›Da sind aber drei Rollen, wenn du sitzt. Die sieht man ganz schön deutlich unter deinem T-Shirt.‹ Daraufhin habe ich angefangen, meine erste Diät zu machen, was meine Mutter sehr wohlwollend unterstützte. Ich habe auf Fett verzichtet und nur noch Hähnchenbrust ohne Fett angebraten, dazu gab es einen Salat. Außerdem bin ich häufiger joggen gewesen. In der Konsequenz habe ich viel Lob erhalten, dass ich so dünn geworden bin.

Meine Mutter war, seit ich denken kann, alkoholkrank. Mein Vater sagte, dass sie schon immer viel getrunken hat. Mit acht Jahren habe ich das erste Mal eine ganz konkrete Erinnerung daran, die ganz, ganz dramatisch für mich war. Es war Abend, ich hatte meinen Schlafanzug angezogen und bin ins Wohnzimmer gegangen. Meine Mutter war stark alkoholisiert, ihr Kopf lag auf der Sofalehne, ihr lief der Speichel aus dem Mund und sie reagierte nicht mehr. Ich fing heftig an zu weinen und zu schreien. Mein Vater kam, zerrte meine Mutter hoch und trat sie aus dem Zimmer. Ich schmiss mich vor sie und schrie laut, dass ich mich umbringe, wenn er nicht aufhöre. Dann habe ich meine Mutter in mein Kinderzimmer gebracht und mit ihr in einem Bett geschlafen.

Das ist das Schlüsselerlebnis, ab diesem Abend habe ich immer in der Angst gelebt, dass wieder etwas passiert. Und das war auch so! Ein Jahr später gab es eine ähnliche Situation zu Ostern und so hatte sich die Angst manifestiert. Ich wusste ja nie, was ich für eine Situation vorfinden würde, wenn ich nach Hause kam. Oft genug musste ich meine Mutter schützen oder es kam zu einer extremen Eskalation. Ich weiß, dass ich diese Erlebnisse lange verdrängt habe und immer dachte, das hätte ich nur geträumt. Aber nein, das war kein Traum. Irgendwann hat meine Mutter ihre Alkoholsucht auch nicht mehr vor mir versteckt. Dann war sie eben betrunken, starrte in den Fernseher, war nicht mehr ansprechbar und reagierte auch nicht länger auf mich.

Meine Schwester und ich sind emotional allein gelassen worden. Eigentlich war ich als Kind ein Wirbelwind. Ich redete viel, hüpfte immerzu und spielte gern. Allerdings unterdrückte ich dieses Temperament schon sehr früh, weil ich es eben nicht ausleben konnte. Meine ganze Energie ist bereits im Kindergarten in Kontrolle und Leistung umgeschlagen. Und dafür bekam ich Lob. Ich weiß noch genau, wie ich mit meinem Vater am Frühstückstisch saß und immer nur sagte: ›Papa, Papa, gib mir Rechenaufgaben.‹ Nur so konnte ich hören: Das machst du gut. In der Grundschule lobte man mich für meine Reife. Diäten passten gut in das Muster, sich zu reduzieren und zu kontrollieren. Und irgendwann kam ich da nicht mehr raus. Ich habe mir immer neue Ziele gesetzt. Erst aß ich bis ein Uhr mittags nichts, dann bis zwei und dann bis drei, bis ich nur noch abends mein Hühnchen mit Salat zu mir nahm.

Mit 13 bekam ich das Pfeiffersche Drüsenfieber und war so dünn, dass ich es überhaupt nicht gut weggesteckt habe. Meine Tante reagierte darauf und sagte, ich müsse was essen. Zu diesem Zeitpunkt haben auch andere Leute meine Eltern angesprochen. Die Reaktion meines Vaters lautete: ›Der geben wir morgen eine Currywurst mit Pommes, dann ist alles wieder gut.‹ Meine Mutter schwieg und reagierte nicht. Ich weiß das noch genau. Ich schaute sie an und da war gar nichts. Daraufhin beschloss ich, morgen gar nichts mehr zu essen. Ich kann mich an kein Gefühl erinnern und bin dann sehr schnell in den Modus verfallen, über den morgigen Speiseplan nachzudenken.

Meine Schwester hat damals sehr aktiv die Mutterrolle übernommen und mich oft einfach geschützt. Als ich zwölf war, zog meine Schwester allerdings aus und die Anorexie kam zu mir. Ich wusste einfach: Wenn ich den ganzen Tag in der Schule nichts aß und hungerte, konnte ich nachmittags die Türschwelle unserer Haustür übertreten, gleichgültig, was mich dahinter wieder erwarten würde. Es war mir dann alles egal. Der Hunger machte mich taub und ich fühlte nichts mehr. Ich hatte zu diesem Zeitpunkt fast keinen sozialen Anschluss, keine Freunde. Ich war gar nicht in der Lage, Freundschaften aufzubauen, weil ich mich immer falsch und komisch gefühlt habe. Als sei ich es nicht wert, Freunde zu haben. Zu sozialen Kontakten war ich deswegen kaum fähig, konnte diese Nähe nicht zulassen und auch anderen Leuten nicht viel geben. Dadurch hatte ich nirgendwo Halt und ich war sehr einsam.

Wenn meine Schwester alle vier Wochen nach Hause kam, brach alles aus mir heraus. Ich schrie herum, hatte schlimme Wutausbrüche und habe immer viel geweint. Zu allen anderen Zeiten war ich eine brave Jugendliche, doch im Nachhinein wollte ich, dass sie sah, was mit mir los war. Meine Schwester sagte mir immer, ich sei zu sensibel und viel zu emotional. Ihr Rat lautete somit allen Ernstes: ›Wenn du nicht mehr so sensibel bist, dann wird es dir besser gehen.‹ Daraufhin sind alle Dämme gebrochen. In dem Moment habe ich noch emotionaler reagiert, weil ich von meiner Schwester erwartete, dass wenigstens sie verstehen müsste, wie schlecht es mir in dieser Familie ging. Ihr vermeintlicher Rat war einer der letzten Stöße. Nie zuvor hatte ich mich dermaßen falsch gefühlt. Danach habe ich all meine Gefühle konsequent ausgehungert. Meine Familie setzt heute noch alles daran, Gefühle beiseitezuschieben. Noch immer werde ich nicht so gesehen, wie ich bin. Das macht mich weiterhin unglaublich traurig und ist einfach ein großer Schmerz.«

Es ist schwer zu lesen, was die junge Frau als Kind ertragen musste, und man fragt sich, wie sie das überleben konnte. Die Essstörung hat ihr scheinbar geholfen. Durch sie konnte sie all ihre Ängste, ihren Schmerz, ihre Hilflosigkeit und ihre Ohnmacht verschließen. Alles Lebendige wurde weggehungert und an dessen Stelle traten Disziplin, Kontrolle und Reduktion. Das Hungern gab ihr die Möglichkeit, weiterhin über die Türschwelle ihres schrecklichen Zuhauses gehen und dort weiterleben zu können. Da sie nichts mehr spürte, war es ihr egal, was sie hinter der Tür erwartete, und sie konnte mit der täglichen Bedrohung umgehen. Bärbel Wardetzki schreibt dazu in ihrem Buch *Weiblicher Narzissmus: Der Hunger nach Anerkennung:*

»Kinder aus Suchtfamilien haben große Probleme, ihre wahre Identität zu entwickeln, da sie durch die Unberechenbarkeit eines oder beider süchtigen Elternteile in stetiger Habachtstellung leben.« Und weiter führt sie aus: »Sie richten ihr Fühlen und Verhalten primär nach den Zuständen der Eltern aus, statt nach dem eigenen Befinden.«[1]

Erst mit den Besuchen der Schwester brachen in regelmäßigen Abständen der ganze Schmerz und die Verzweiflung meiner Klientin als Teenager zutage. Doch trotz ihrer schlimmen emotionalen Ausbrüche wurde sie nicht gesehen, nahm niemand ihre Not zur Kenntnis. Sie beschreibt selbst, dass die Aussage ihrer Schwester, »wenn du nur hart genug zu dir selbst bist, dann bist du auch nicht mehr so empfindsam«, ihr Todesstoß war. Ab da setzte sie alles daran, nichts mehr zu fühlen. Auch als sie dünn und krank war, tat man ihr Abgemagertsein ab, als ob das übermorgen mit einem Stück Fleisch auf dem Teller beseitigt wäre. So wie sie war, fand sie in der Familie keinen Widerhall. Man verweigerte ihr, sich wahrzunehmen und sich zu fühlen. Im Gegenteil, sie benahm sich »problematisch«, sie selbst war angeblich das »Problem«, nicht etwa die Gewalt in der Familie und der Alkoholismus der Mutter. Sie baute eine Mauer um sich herum, hungerte, perfektionierte sich, kontrollierte ihre Gefühle und brillierte durch Leistung und ein nach außen hin außergewöhnlich reifes Auftreten. Im Laufe unserer Arbeit wurde sichtbar, wie sehr ihre emotionale Entwicklung gelitten hatte. Sie wusste nicht, was sie fühlte und brauchte. Die Bandbreite der menschlichen Gefühlswelt blieb ihr gänzlich verschlossen und machte ihr sogar Angst. Die Magersucht ziehen zu lassen war unvorstellbar, denn dann bliebe ja nichts von ihr übrig und jeder würde dies sehen können.

Schon als Kind hatte sie wenig soziale Kontakte, war zutiefst emotional verunsichert und fühlte sich allein gelassen und einsam. Auch zu Beginn unserer gemeinsamen Zeit ging sie mit Ausnahme ihres Freundes fast allein durch die Welt. Sie konnte sich nicht vorstellen, dass sie etwas zu geben hätte und dass man sie mögen könnte. Bis ins tiefste Mark verunsichert und schüchtern, signalisierte sie: »Komm mir nicht zu nahe.«

Das Einzige, was ihr blieb, war der Hunger. Die Magersucht bildete ihre Identität und ihr zweites Ich. Da konnte sie etwas schaffen und kontrollieren. Eigentlich hätten an dieser Stelle Liebe, Freude, Menschen und Nahrung stehen sollen. Aber stand ihr das zu? Das, was sie als Kind gerettet hatte, stand ihr jetzt im Weg.

Sie wurde tatsächlich gesund. Über Jahre arbeiteten wir eng mit einer erfahrenen Psychotherapeutin zusammen, sodass sie ihren langen Weg der Heilung gehen konnte. Es war eine intensive Zeit. Sie setzte einen Fuß vor den anderen, Aufgeben war nie eine Option. Zwischendurch verschwand ihr strenger Haarknoten und dafür kam ein luftiger Lockenkopf zum Vorschein. Ich musste lächeln, als ich sie zum ersten Mal mit ihrer neuen Frisur sah, einem Sinnbild für die neu gewonnene Freiheit und Leichtigkeit. Ihre Lebendigkeit kehrte zurück. Außerdem konnte sie ihren messerscharfen Verstand und ihre Klugheit nun positiv gegen die Essstörung einsetzen.

KÖRPERLICHE FOLGEN DER ANOREXIE:

Die Betroffenen leiden unter Magenbeschwerden, Verstopfung, Blähungen, niedriger Herzfrequenz, niedrigem Blutdruck, ständigem Frieren, Müdigkeit, Konzentrationsproblemen, Kreislaufbeschwerden, Ödembildung, Haarausfall, Muskelschwund, brüchigen Knochen oder Ausbleiben der Monatsblutung.

Diese Geschichte zeigt, wie eine Essstörung entsteht und wie früh ein Mensch zutiefst innerlich irritiert werden kann. Doch um eine Essstörung zu entwickeln, braucht es oftmals mehrere Faktoren, die zusammenkommen müssen. Hier ist etwa die Genetik zu nennen. Vor allem bei der Anorexie erleben wir die familiäre Vorbelastung. Aber auch Zwänge, Depressionen und Suchtstörungen innerhalb einer Familie begünstigen eine Essstörung. Oder eine komplizierte Schwangerschaft, eine schwierige Geburt, Frühgeburten oder eine zu früh einsetzende Pubertät. Auch Übergewicht in viel zu jungen Jahren kann zu den biologischen Risikofaktoren zählen. Seit geraumer Zeit spielen zusätzlich die sozialen Medien eine große Rolle.

Es ist nicht ungewöhnlich, dass vor allem die Mütter sich schuldig fühlen und darüber sorgen, in der Erziehung gravierende Fehler gemacht zu haben. Ihnen möchte ich sagen, dass es in Ordnung ist, Fehler zu machen, und zum Leben dazugehört. Aus meiner Erfahrung darf ich Ihnen versichern: »Unter jedem Dach ein Ach.« Die perfekte Familie gibt es schlichtweg nicht und das ist gut so. Sich mit Schuldgefühlen zu zermürben, verstärkt nur das Problem. Oft genug erlebe ich Mütter mit ihren Töchtern, die sich in einer komplizierten Dynamik miteinander befinden und sich in ihren unguten Gefühlen zueinander verstricken. Wut, Schuldgefühle und Unsicherheiten bestimmen den Alltag. Die Mütter quälen sich mit der Frage: Was habe ich falsch gemacht? Die Töchter belasten sich mit dem schlechten Gewissen, dass sie mit der

Erkrankung der Familie, vor allem den Müttern, zur Last fallen. Der Kummer und die Sorgen binden die beiden aneinander. Es ist der Kit zwischen Kind und Mutter. Die Mutter versucht häufig, die Heranwachsende zu füttern, und die Tochter reagiert mit Ablehnung. Am Ende muss die Mutter lernen zu vertrauen und loszulassen und das Kind muss lernen, zu essen und Verantwortung für sich selbst zu tragen. Erst dann kann der Abnabelungsprozess erfolgen. Aber leider gibt es auch Eltern, die durch mangelndes Hineinfühlen in das Kind eine Essstörung begünstigen. Am Ende ist es wichtig, sich professionelle Hilfe zu holen und nicht zu glauben, das Problem wachse sich von selbst aus.

Der Weg in ein gesundes Leben erfolgt in kleinen Schritten, mit viel Gefühl und Aufmerksamkeit. Anstatt Strenge, Disziplin und Kontrolle, dürfen Selbstfürsorge und Selbstbestimmung gelebt werden. Dafür nehme ich meine Klient*innen gerne an die Hand, bis sie ihren inneren Richtungsweiser gefunden haben und zutiefst den Wunsch verspüren, ohne Essstörung leben zu wollen … egal, was diese früher für sie »geleistet« hat.

Kapitel 3:

DIE KRAFT DER GEFÜHLE

Wenn wir uns die gerade beschriebene Lebensgeschichte anschauen, stellen wir fest, dass die unterdrückten Gefühle eine zentrale Rolle spielen. Der extreme Hunger der Klientin wurde genutzt, um alle Gefühle unter Verschluss zu halten. Es war wie die Büchse der Pandora. Gefühle und Bedürfnisse wurden tief vergraben. Das tägliche Ringen um Selbstbeherrschung, Kontrolle und Leistung wurden ihr Lebensinhalt. Es hatte den Zweck, die riesengroße Angst und Bedrohung innerhalb der Familie nicht mehr wahrzunehmen. Das Hungern sicherte ihr das Überleben in der Familie. Die Büchse war hermetisch abgeriegelt. Es konnte nichts raus und nichts rein. Auch positive Empfindungen wie Freude, Liebe, Neugier, eben all das, was das Leben schön macht, waren ihr nicht zugänglich. Sie verspürte eine große Leere. Sie hatte auch Sorge, dass man entdecken könnte, dass da nichts war. Dass es sich nicht lohnte, mit ihr in Kontakt zu treten. Dementsprechend verhielt sie sich auch, abweisend und verschlossen. Sie machte sich durch ihr eigenes Verhalten einsam, was wiederum das Gefühl befeuerte, dass sie nicht liebenswert sei. Außer ihrem Freund gab es niemanden. Als ich sie kennenlernte, war ihr Fokus darauf gerichtet, die Nahrungsaufnahme zu kontrollieren und zu bewachen. All ihre Ängste und Unsicherheiten verlagerten sich auf den Teller und die Sorge zuzunehmen, war unendlich groß.

Zunächst legte ich den Fokus auf das Frühstück, mit dem Ziel, dass sie am Morgen aß und sich versorgte. Auch eine Zunahme war unabdingbar. Den Rest des Speiseplanes ignorierte ich. Es war für sie schon schwer genug, etwas zu verändern. Alle Themen, die mit dem Frühstück erarbeitet werden konnten, wurden besprochen. Die Sinnhaftigkeit eines Frühstücks, adäquate Portionsgrößen eines Frühstücks, die Zusammensetzung eines Frühstücks, der Zeitpunkt der Einnahme des Frühstücks, ohne spürbaren Hunger zu frühstücken, die ernährungsphysiologische Bedeutung der Inhaltsstoffe eines Frühstücks. Über das Füttern mit den Informationen über das Frühstück entstand ein gewisses Sicherheitsgefühl und sie traute sich: Sie aß jeden Morgen ihr

Frühstück. All ihre Ängste um das Frühstück herum besprachen wir immer und immer wieder. Bis endlich nach Wochen Ruhe einkehrte und sie die Erfahrung machte, dass die Kleider am anderen Morgen noch passten. So arbeiteten wir uns über Monate durch den Speiseplan.

Nach einem knappen halben Jahr verspürte sie das Gefühl von Hunger. Das ängstigte sie zutiefst. Würde der Hunger übermächtig werden und nicht zu stillen sein? Ihr kam allmählich die Einsicht, dass die Gefühle, die sie dem Essen und ihrem Gewicht gegenüber empfand, nicht das Wesentliche waren. Es folgten dreieinhalb Jahre intensive, therapeutische und ernährungstherapeutische Arbeit und sie stellte sich der Frage, für was der Hunger stand. Sie tauchte ab in die innere Gefühlswelt, stellte sich ihrer Geschichte und ihren extremen Erfahrungen. Sie brachte die verborgenen Gefühle ans Licht. Es waren immer aufregende und auch wundervolle Momente. Ich kann sie gehen lassen, weil ich weiß, dass sie alles mitbringt, um das Leben zu meistern.

Das emotionale Essen bei der Binge-Eating-Störung oder bei der Bulimie steht für die unangenehmen Gefühle, die sich anstauen, die als Druck in Form von innerer Körperanspannung wahrnehmbar sind und sich dann in einem Essanfall oder Ess-Brech-Anfall, also über den Körper, entladen. Es ist ein gieriges Hineinstopfen, ohne Kontrolle und Wahrnehmung. Mit Genuss hat das nichts zu tun. Eine Klientin erzählte mir, dass sie in einem Esswahn alte Gummibärchen im Wäscheschrank gefunden hatte und diese schnellstens einfach verschlang. Als sie den Heißhungeranfall hinter sich hatte und wahrnahm, was sie getan hatte, ekelte sie sich vor sich und vor dem Geschmack der alten, nach Waschpulver schmeckenden Gummibärchen. Sie war fassungslos über ihr zwanghaftes Handeln. Ein Essanfall oder Ess-Brech-Anfall verschafft Linderung und Ablenkung. Er sorgt dafür, dass Alltagsdruck und die damit oft einhergehende Körperanspannung abgebaut werden können. Danach steht gefühlsmäßig der Essanfall oder Ess-Brech-Anfall im Vordergrund und nicht die primären Probleme. Die Analogie zwischen der inneren Gefühlswelt und dem emotionalen Essen ist erstaunlich. Hinter jedem Essanfall liegt eine innere Not.

Das folgende Bild macht deutlich, wie die innere Gefühlswelt mit einem Essanfall verknüpft ist: Stellen Sie sich einen Topf mit Wasser vor. Das Wasser stellt das Leben dar. Die Moleküle sind all Ihre Gefühle und Erfahrungen. Schmerz, Kränkungen, Hilflosigkeit, Stress, Ohnmachtsgefühle, mangelndes Vertrauen, mangelndes Selbstwertgefühl, Kindheitserfahrungen, erlebte Verluste und so weiter. Wenn das Wasser ruhig ist, kann man davon ausgehen, dass der Alltag und das Essen einigermaßen gut bewältigt werden können. Kommt es zu einer Störung, fängt das Wasser an zu kochen. Die Moleküle fangen an, sich unkontrolliert zu bewegen. Die Gefahr besteht, dass das Wasser (das Gefühlsleben) überkocht. Das ist der Moment, in dem wir die Temperatur nach unten regulieren oder den Deckel vom Topf nehmen müssen, um den Druck entweichen zu lassen.

Im übertragenen Sinn nehmen wir unsere Gefühle wahr, ordnen sie ein und entscheiden, wie wir reagieren wollen. So können wir uns beruhigen. Die essgestörten Frauen decken die Gefühle zu und schieben den Teller drauf. Jetzt kann sich jeder vorstellen, was für ein Druck im Topf herrscht. Ist der Druck nicht mehr auszuhalten, entlädt er sich über einen Essanfall, einen Ess-Brech-Anfall oder über noch mehr Hungern.

Ich schaue mir genau an, was auf und unter dem Teller in so einer Situation passiert. Ich arbeite mit dem Symptom. Die Psychotherapeut*innen arbeiten mit dem Inneren des Topfes, mit dem primären Problem. Aber beides bedingt sich gegenseitig. Wie könnte so eine Arbeit am Symptom aussehen?

Eine Klientin hatte seit mehreren Tagen das Problem, dass ihr Essverhalten komplett aus dem Ruder lief. Ein Essanfall jagte den nächsten. Sie war völlig verzweifelt und konnte nicht verstehen, warum sie das tat. Sie wertete sich ab, schämte sich, und ihre Angst wuchs, nicht mehr aus dem Kreislauf herauszukommen. Wir gingen dem Auslöser der Essanfälle auf den Grund. Ein bevorstehendes Vorstellungsgespräch brachte das Wasser zum Kochen. Sie hatte sich für eine Stelle beworben, bei der sie ständig in Kontakt mit fremden Menschen kommen sollte. Sie wurde eingeladen – und mit der Freude darüber kam die Angst. Sie schämte sich für ihre Figur und ihr Äußeres. Sie hatte Angst, man könnte denken, dass man sie nicht der Öffentlichkeit zeigen kann. Sie hatte Angst, als Betrügerin entlarvt zu werden. Dass sie trotz ihres selbstbewussten und kompetenten Auftretens die an sie gestellten Anforderungen nicht erfüllen kann. Über allem schwebte die Sorge, man könne sie ablehnen. Es waren altbekannte Gefühle und Kränkungen aus der Kindheit, die sie einholten.

Auf meine Frage, was sie für einen Gewinn hat, wenn sie sich vollstopft und stundenlang Filme anschaut, wusste sie erst keine Antwort. Nur dass sie immer fetter würde. Dann forderte ich sie auf, dem nachzugehen. Sie sollte auch das Körpergefühl miteinbeziehen. Sie beschrieb, dass sie vorher eine große körperliche Unruhe erlebte und ein Gefühl von drückender Schwere. Sie erkannte, dass das Vollstopfen ihr die ersehnte Ruhe brachte. Dass der Druck endlich für einen kurzen Moment verschwand. Sie betäubte sich, um nicht mehr zu fühlen und zu denken. Kurz darauf kamen die gleichen Gefühle wieder, allerdings ausgelöst durch den Essanfall. Sie schämte sich, sie fühlte sich unzulänglich, ängstlich und ihr Selbstwertgefühl war am Boden.

Die Gefühle den Fressanfall betreffend waren jetzt zentral. Sie erlebte es als Gewinn, nicht mehr über die primären Gefühle, die Ängste und alle Befürchtungen, die sich um das Vorstellungsgespräch ranken, nachzudenken. Sondern den Essanfall im Fokus zu haben.

Über den Essanfall nachzudenken ist weniger bedrohlich als in die Tiefe der inneren Gefühlswelt abzutauchen. Die Aufarbeitung der Kindheit, die Urkränkungen, die Beziehung zu den Eltern und die damit verbundenen Gefühle, Konfliktmodelle, Beziehungsstörungen – all diese Themen gehören in die psychologische Therapie. Weiterhin die Projektion dieser Themen in das Hier und

Jetzt. Ich ermutige die Klient*innen, die primären Gefühle, die einen Essanfall auslösen, in den Therapiestunden zu erarbeiten. Ich empfahl das auch der Klientin. Sie konnte beruhigt aus dieser Stunde herausgehen, denn sie erkannte und verstand endlich das ursprüngliche Problem. Ihr wurde klar, dass sie die Fressanfälle nicht mit Diätplänen und Disziplin in den Griff bekommen konnte, sondern mit Fühlen und Wahrnehmen. Dass sie aus der selbst auferlegten Strenge aussteigen muss und an dieser Stelle stattdessen Fürsorge stehen sollte.

Die Erkenntnis, dass unkontrolliertes Essen nicht aus mangelnder Disziplin und Schwäche entsteht, sondern aus einem großen emotionalen Dilemma, nahm meiner Klientin eine schwere Last von den Schultern.

Es ist eine meiner wichtigsten Aufgaben, immer wieder die auslösenden Gefühle und den Gewinn eines Essanfalls zu erarbeiten. Irgendwann sind die Betroffenen in der Lage, selbst zu erkennen, wann emotionales »Vollstopfen« droht. Dann wäre es der nächste Schritt, alternatives Handeln zu entwickeln. Meine Klientin hat die Stelle bekommen und fühlt sich bis heute wohl in dem Team und mit ihrer Arbeit. Auch das ist ein wichtiger Beitrag zur Heilung.

Wir Menschen sind Gefühlswesen. Im alltäglichen Leben wird uns abverlangt, dass wir funktionieren. Gefühle zu zeigen ist nicht erwünscht. Egal was vorfällt, die Gefühlslage soll stabil sein. Aber so funktioniert das nicht. Manchmal stehen wir mit dem falschen Bein auf und haben den ganzen Tag schlechte Laune. Oder wir haben Angst vor einem Gespräch oder ärgern uns über einen Kollegen. Fühlen uns ausgegrenzt oder überfordert. Jeden Tag sind wir mit unseren Gefühlen in Kontakt. Daher ist es gesund und wichtig, sie zu spüren und adäquat darauf zu reagieren. Drückt man sie weg, sind sie trotzdem noch da und kommen an einer anderen Stelle, manchmal in bizarren Formen, zum Ausdruck.

Schauen wir uns die Wut an. Viele meiner Klient*innen sind wütend, haben aber eine große Angst vor diesem Gefühl und möchten diesen aggressiven Anteil nicht leben. Sie haben Sorge, die Wut könnte überhandnehmen und dann Schaden anrichten. Also scheint es besser, sie erst gar nicht wahrzunehmen und gegen sich selbst zu wenden. Zu hungern, sich vollzustopfen oder zu erbrechen ist eine gegen sich gerichtete aggressive Handlung.

Ich erinnere mich an eine Klientin, die regelmäßig unter Stress auf ihr Essen einschlug, anstatt es zu essen. Wir haben uns der Wut auf dem Teller aus unterschiedlichen Perspektiven angenähert und kamen nicht weiter. Sie wusste nicht, warum sie so etwas tat. Sie tat es eben schon immer. Um der Wut auf den Grund zu gehen, bediente ich mich einer Methode aus der Gestalttherapie und arbeitete essbiografisch. Ich glaube mich zu erinnern, dass sie damals Mitte zwanzig war, und sie studierte in einem männerdominierten Fach. Sie war groß und burschikos. Sie wuchs mit älteren Brüdern auf, die offensichtlich immer Hunger hatten.

Ich ließ sie mit Stiften die häusliche Tischsituation legen, wie sie sich bei dem gemeinsamen Familienessen fühlte. Das Bild war sehr aufschlussreich. Die Eltern waren weit weg gelegt. Sie selbst lag in der Mitte als kleiner Stift, und die Brüder, symbolisiert durch größere Stifte, lagen alle drei auf ihr. Ein erdrückendes Bild. Sie beschrieb, dass die Brüder immer deutlich schneller mit dem Essen fertig waren und sich dann einfach von ihrem Teller bedienten. Sie wollte das nicht und versuchte mit ihrer Gabel das Besteck der Brüder abzuwehren, was ihr nicht gelang. So schlug sie immer heftiger zu. Es war ein täglicher Kampf, den sie nicht gewinnen konnte. Sie konnte sich nicht wehren, fühlte sich schwach und war wütend. Die Eltern ließen es geschehen; sie versuchten nicht, das Verhalten der Söhne einzugrenzen, und forderten sie nicht auf, respektvoll mit der Schwester umzugehen. Ihr Nein und ihre Grenzen wurden tagtäglich ignoriert, ihre Gefühle nicht ernst genommen.

Ihre Aufgabe bestand nun darin zu beobachten, wann das Schlagen des Essens einsetzte und in welcher Situation dies geschah. Sie sollte auch ihre Gefühle in Augenschein nehmen. Es waren jedes Mal Momente beim gemeinsamen Essen mit nur männlichen Kollegen in der Mensa. Sie wollte in Ruhe und ohne schwierige Themen essen. Die Kollegen aber fachsimpelten lautstark. Sie war genervt und wütend, wollte die Kollegen aber nicht darauf ansprechen.

Wenn der Druck zu groß wurde, schlug sie mit dem Besteck auf das Essen ein und hungerte. Mit der Zeit lernte sie nach innen zu horchen und zu entscheiden, ob sie mit den Kollegen eine gemeinsame Mahlzeit einnehmen wollte. Sie nahm sich die Freiheit heraus, während des Essens aufzustehen und sich einen ruhigeren Ort zu suchen. Die Erfahrung, dass sie die Situation jederzeit selbst gestalten darf, war neu und fühlte sich richtig an. Sie begegnete so ihren Gefühlen respektvoll und wahrte ihre Grenzen. Sie fühlte sich nicht mehr der Situation ausgeliefert. Die laut diskutierenden Kollegen machten sie nicht mehr wütend.

Gefühle sind Energie. Sie können uns Kraft geben, um etwas zu verändern. Gefühle sind auch Wegweiser und gehören zum Leben dazu. Sie kommen von tief innen und sind immer richtig. Der Umgang damit kann schwierig sein, vor allem, wenn aus dem »Schattenkind« heraus gehandelt wird. Wenn jemand seinen Schmerz durch Weinen zum Ausdruck bringt, kann das große Scham auslösen, weil er sich verletzlich und schwach zeigt oder weil ihm die Aufmerksamkeit, die ihm dann zuteilwird, unangenehm ist. Die meisten verspüren den Drang, den*die Weinende*n so schnell wie möglich zu trösten oder werden wütend darüber, dass sich jemand so gehen lässt. Weinen ist ein Ausdruck von tiefen Gefühlen.

Oft nehme ich den Schmerz und den Druck meiner Klient*innen wahr. Wenn Tränen fließen, entlädt sich der Druck und es entsteht Entlastung und Erleichterung. Ungelebte Gefühle und ungelöste Konflikte lösen sich nicht von selbst auf, sie bleiben als Impuls irgendwo im Körper stecken. Das kann sich negativ auf das Wohlbefinden, die Leistungsfähigkeit und die psychische und körperliche Gesundheit auswirken. In dem Abschlussgespräch mit einer Klientin sagte sie sinngemäß: »Gefühle sind wunderbar und das Gute an Gefühlen ist, man kann sich nicht *ver*-fühlen.« Ein wunderbarer Satz, denn Gefühle sind einfach da und es gilt sie zu leben.

Um den Ausstieg aus der Essstörung zu finden, ist es unabdingbar, nach innen zu schauen, Gefühle wahrzunehmen und auf sie zu hören. Das gilt auch für die Körpergefühle - wie Hunger, Lust, Sättigung und so weiter. Wenn das gelingt, wird es lebendig, bunt im Leben und auf dem Teller. Bei vielen essgestörten Menschen gleichen sich die Probleme und das verbindet sie miteinander. Es gibt auch Lösungsansätze, die sich stark ähneln oder zuweilen gleich sind. Aber jeder Mensch muss sich bemühen, seine persönliche innere Welt anzuschauen und eine Einschätzung abzugeben. Es ist anstrengend, aufwühlend und wunderbar zugleich. Sind wir in der Lage, uns auf die Seelenkraft zu besinnen, haben wir unseren inneren Richtungsweiser gefunden.

GEFÜHLE:

Bei essgestörten Menschen steht das Denken im Vordergrund und die Gefühle werden unterdrückt, verzerrt wahrgenommen oder falsch interpretiert. Bei jeder Sucht geht es um Gefühle, mit denen man nicht zurechtkommt.

Kapitel 4:

DIE KRAFT VON KOPF UND BAUCH

Die Gefühlsebene beschreibt den inneren Zustand und die Befindlichkeit. Die Kopfebene steht für das Denken, die Imagination (Fantasie, bildhaftes Denken, Einbildungskraft), für das Sammeln und Verarbeiten von Informationen sowie für das Erkennen von Zusammenhängen. Arbeiten Herz und Verstand gut zusammen, fühlen wir uns wohl und können gute Entscheidungen für uns treffen. Wir sind weniger gestresst und definitiv gesünder.

Bei essgestörten Personen steht häufig das Denken im Vordergrund und das Gefühl wird meist unterdrückt. Das sorgt unter anderem dafür, dass sie es schwer haben, sich zu entscheiden. Ihnen fehlen die innere Stimme und das Ausbalancieren von Denken und Fühlen im Entscheidungsprozess. Zudem hat die Essstörung ihnen häufig auch die Imagination geraubt. Sie haben keine Bilder und Visionen, keine Vorstellung von einer besseren Zukunft. Stattdessen hängen sie in negativen Gedankenschleifen fest und eine Veränderung scheint unmöglich. Sie kreisen um ein- und dasselbe Thema und kommen nicht weiter.

Ich arbeitete mit einer anorektischen Frau, die seit über zwanzig Jahren in der Essstörung gefangen war. Ihr ging es richtig schlecht. Der ganze Körper schmerzte, sodass sie ihr tägliches, krank machendes Sportprogramm nicht länger durchhalten konnte. Immer häufiger litt sie an Heißhungeranfällen, die sie ängstigten. An manchen Tagen war sie kaum noch in der Lage aufzustehen, um ihren Alltag zu bewältigen. Hinzu kam, dass sie unter einer ausgeprägten Körperschemastörung litt und ihr Spiegelbild sie »verfettet« zeigte, obwohl sie viel zu dünn war. Sie ekelte sich vor sich selbst und konnte sich nicht ertragen. Zugleich wusste sie, dass es fünf vor zwölf war und sie dringend gesünder leben musste. Ihr Körper zeigte ihr schon länger die rote Karte.

In den Wochen unserer Zusammenarbeit machte sie zwei Schritte vor, indem sie unseren erarbeiteten Speiseplan und den deutlich reduzierten Sportplan kurzfristig umsetzte, doch schließlich wieder zwei zurück, sodass alles auf Anfang stand. Obwohl sie spüren konnte, dass mehr Essen und deutlich weniger Bewegung ihr guttaten, fiel sie in ihr altes Verhalten zurück.

Als ich sie darauf ansprach, verstrickte sie sich wieder in ihre negativen, gedanklichen Endlosschleifen. Sie zermarterte sich regelrecht das Hirn, wie und was sie jetzt tun sollte. Sie sprach über ihr Problem und dachte nach, aber sie fühlte nichts dabei und hatte keine Vorstellung, dass tatsächlich etwas Neues entstehen kann und ein besseres Leben möglich ist. Sie versuchte, das Problem rein mit dem Verstand zu lösen.

»Die Kontrolle von Gefühlen durch das Denken ist jedoch eine zweischneidige Angelegenheit: Kommt sie allzu oft zum Zuge, verliert man möglicherweise die Fähigkeit, die Hilferufe des emotionalen Gehirns zu hören.«[2]

So formuliert es David Servan-Schreiber in *Die neue Medizin der Emotionen.* Wer an seinem Verhalten und Handeln etwas verändern möchte, muss neben der kognitiven Erfassung des Problems unbedingt das Gefühl beachten. Um das zu verstehen, sollten wir uns anschauen, wie das Denken die Gefühle und die Körperphysiologie beeinflusst.

Genetische Faktoren und der Verlauf der Schwangerschaft beeinflussen Teile des Gehirns. Fühlen sich werdende Mütter in der Schwangerschaft wohl und zufrieden, werden ihre Kinder voraussichtlich später besser mit Stress und Krisen umgehen können. Eine ungünstig verlaufende Schwangerschaft hingegen kann auch eine Essstörung begünstigen.

Für alle gilt, dass ein Teil des Gehirns die Aufgabe hat, die absolut elementarsten Aspekte des Lebens zu steuern. Es kümmert sich ums Essen und Schlafen, indem es die Atmung, den Herzrhythmus, den Schlaf, die Hormonbildung und den Appetit reguliert.[3] Das Hungergefühl entsteht also im Gehirn, und zwar im Hypothalamus. Alle Hungersignale aus dem Körper werden dort gebündelt. Essen wir einige Stunden nichts, fällt der Blutzuckerspiegel ab, der Magen fühlt sich leer an und das sogenannte Hungerhormon Ghrelin steigt im Magen an. All diese Signale werden jetzt über Nerven an das Hungerzentrum im Gehirn gesendet und wir bekommen »Hunger« signalisiert.

Ebenso entsteht in dieser Hirnregion das Sättigungsgefühl. Mahlzeiten sorgen für eine leichte Dehnung des Magens, die über Rezeptoren dem Sättigungszentrum des Gehirns gemeldet wird, wie auch der Anstieg des Blutzuckerspiegels und das Absinken des Ghrelins. Das Fettgewebe schüttet das Sättigungshormon Leptin aus und signalisiert uns, dass die Fettspeicher voll sind. Jetzt bekommen wir das Signal »satt«.

Gehirne von Menschen mit Anorexie und Bulimie blenden die Signale des Hypothalamus zur Appetitregulierung und Nahrungsaufnahme aus, wie Wissenschaftler an der Universität in Colorado herausgefunden haben. An dieser Studie nahmen 26 Frauen mit einer Anorexie, 25 Frauen mit Bulimie und 25 gesunde Probandinnen teil. Sie bekamen eine zuckerhaltige Lösung. Bei den gesunden Frauen regelte der Hypothalamus den Appetit und die Nahrungsaufnahme. Bei den essgestörten Frauen ließ sich über einen Gehirnscan feststellen, dass andere Hirnregionen die Signale des Hypothalamus übertönten. Das könnte eine Erklärung dafür sein, dass Frauen, die an einer Anorexie oder Bulimie leiden, über lange Zeit mit ganz wenig Nahrung auskommen und nicht am dauernden Hungergefühl verzweifeln.[4]

Außerdem fehlt bei einem ausgehungerten Körper das Sättigungshormon Leptin, das in den Fettdepots gebildet wird. Ein niedriger Leptinspiegel im Blutserum führt dazu, dass ein zwanghafter Bewegungsdrang entsteht. An der Universität in Göttingen hat man hungernde Ratten mit niedrigem Leptinspiegel im Blut beobachtet: Sie liefen rastlos durch den Käfig.

Auch bei extrem hungernden Menschen ist ein starker Bewegungsdrang deutlich zu beobachten. Es scheint ein Überlebensprogramm zu sein. Unsere Vorfahren waren Nomaden und sind bei Nahrungsmangel weitergezogen. Das Bewegen von einem Ort zum anderen sicherte das Überleben der Menschheit. Bei Mangel an Nahrung wird durch den niedrigen Leptinspiegel offensichtlich das Signal ausgesendet, sich in Bewegung zu setzen und Nahrung zu holen. Leider interpretieren anorektische Menschen den Bewegungsdrang falsch und machen übertrieben viel Sport. Sobald die Personen an Gewicht zunehmen und der Stoffwechsel der Hormone sich wieder einspielt, verschwindet der zwanghafte Bewegungsdrang.[5] Außerdem kann sich bei einem gut versorgten Körper und normalem Gewicht die Hunger- und Sättigungsregulierung wieder einpendeln.

Auch bei starkem Übergewicht (Adipositas) liegt eine Hormonveränderung der Hunger-Sättigung-Regulierung vor. Hormone, die den Appetit hemmen, sind reduziert. Gleichzeitig haben wir bei der Adipositas einen hohen Leptinspiegel. Wir erinnern uns, dass das Leptin in den Fettzellen ausgeschüttet wird und dadurch die Nahrungsaufnahme gebremst oder reduziert wird. Sind die Fettdepots groß, vor allem die Fettspeicher im Bauchraum, entsteht eine Resistenz gegen das Leptin. Die Folge: Sättigung kann nicht wahrgenommen werden und es wird weiter im Übermaß gegessen.[6]

Bei der Essstörung Binge-Eating ist es im Laufe der Therapie wichtig, Gewicht zu verlieren, um die Hunger- und satt machenden Hormone wieder ins Gleichgewicht zu bringen.

Wenn die Angst vor Essen sehr groß ist, arbeite ich in ganz kleinen Schritten. So sollen neue Erfahrungen gemacht werden und die Hormonlage des Körpers kann sich ein wenig einspielen. Vielleicht wird es möglich, eine Idee davon zu entwickeln, dass sich neben der existierenden Daseinsform zu hungern, dünn sein zu wollen und sich krank zu sporteln, wirklich etwas Neues und Gesünderes herausbilden darf. Das Gehirn kann gleichzeitig neue Erfahrungen abspeichern.

Wenn wir über Essen und Gehirn sprechen, sollten wir das Belohnungssystem, das in unserem Mittelhirn verortet ist, genauer unter die Lupe nehmen. Für unsere Vorfahren war dieses System wichtig, um Verhalten zu lernen, das geeignet ist, das Überleben zu sichern. Während bestimmter Ereignisse – etwa gemeinsam nach

Nahrung zu jagen –, schüttete der Körper Dopamin aus, eines unserer glücksbringenden und motivationsfördernden Hormone. Das Belohnungssystem wird also durch bestimmtes Handeln (Essen, Trinken, Sex, Drogen, Spiele oder vieles mehr) aktiviert.

In diesem Zusammenhang sollten wir uns auch das belohnungsassoziierte Lernen anschauen. Jedes Kind wird in eine Familie mit bestimmten Traditionen und individuellen Erziehungsmodellen hineingeboren. Häufig nutzt man dort das Essen, um Kinder zu motivieren, etwas zu tun. *Wenn* du deine Hausaufgaben machst, *dann* bekommst du zur Belohnung etwas Süßes. Auch als Trostspender hält bestimmte Nahrung her: »Sei nicht traurig, hier, nimm die Schokolade.« Tatsächlich hat Schokolade einen größeren Effekt auf das Belohnungssystem als andere Lebensmittel. Schon der Gedanke an die braune Verführung schüttet Dopamin aus. Jetzt lernt das Gehirn: Schokolade macht dich glücklich. Das kann fatale Folgen haben. Das Essen wird ein Muss, um sich gut zu fühlen. Das führt häufig dazu, dass Menschen immer mehr essen müssen, um den beruhigenden Effekt zu erzielen.

Bei einer Essstörung ist das Belohnungssystem falsch kalibriert. »Jüngere Daten weisen darauf hin, dass adipöse Menschen mehr Nahrung konsumieren müssen, um denselben ›zufriedenstellenden‹ Dopaminspiegel zu erreichen als Normalgewichtige.«[7]

Bei Magersüchtigen wiederum löst umgekehrt das Hungern ein positives Gefühl aus. Erst der Verzicht wirkt auf das Belohnungssystem.

Neben der veränderten Biochemie, die es uns erschwert, Verhalten zu verändern, schrecken wir gern davor zurück, wirklich neue Wege zu beschreiten. Eher halten wir die Folgen unseres schädigenden Verhaltens aus, als etwas in die Veränderung zu bringen. Durch reines Nachdenken und gedankliches Zermürben schaffen wir auf keinen Fall neues Verhalten. Wir müssen handeln und frische Erfahrungen machen. Erst die daraus resultierenden Gefühle und Erkenntnisse sind Grundlage, etwas langfristig zu verändern. Es entstehen neue Nervenverbindungen und je öfter wir diese nutzen, desto stärker werden sie und gesünderes Verhalten kann sich verfestigen. Die alten Verknüpfungen gehen allerdings nicht verloren. Dies sollte uns wachsam halten, jedoch nicht ängstigen, denn im Prinzip verhält es sich wie bei einem Pfad im Wald, der nicht länger benutzt wird. Irgendwann wuchert er so zu, dass wir vergessen, dass da überhaupt mal ein Weg war. Dafür ist der neue jetzt für uns gut sicht- und begehbar.

Ein Beispiel aus der Praxis soll es deutlich machen. Eine Klientin hat regelmäßige Essanfälle am Abend mit zuckerhaltigen Produkten. Sie schämt sich ihrer Entgleisungen und befürchtet zuzunehmen. Dies erzeugt panische Angst vor kohlenhydratreichen Lebensmitteln wie Kartoffeln, Nudeln, Brot und Ähnlichem sowie erst recht vor Süßigkeiten und zuckerhaltigen Nahrungsmitteln. Stattdessen dominieren nun Joghurt, Gemüse, Obst, Fetakäse und, wenn es gut läuft, zwei Esslöffel Nüsse und Oliven den Tagesplan.

Wenn die Klientin auch nur über die kohlenhydratreichen Lebensmittel nachdenkt und sich zermürbt, was alles passieren könnte, wenn sie diese im Laufe des Tages essen würde, verstärkt sich die Angst und nichts wird passieren. Die Angst nimmt den gedanklichen Raum ein, sie beschäftigt sich nur damit. Ist die Klientin aber mutig und verändert den Speiseplan dahingehend, dass sie in jede Mahlzeit kohlenhydratreiche Lebensmittel integriert, wird sie viele neue Erfahrungen machen und feststellen, dass die Heißhungerattacken mit der Zeit ausbleiben und sie kein Übergewicht entwickelt.

Neue Erfahrungen wie die, dass Kohlenhydrate in Maßen nicht dick machen, helfen dabei, Fressattacken zu vermeiden und lassen neue Nervenverbindungen entstehen. Der Mut wächst, auf diesem Weg weiterzumachen. Dieses starke Gefühl festigt zusätzlich die Nervenverbindungen. Somit ist das Handeln, das Machen, der Schlüssel zur Veränderung.

NEGATIVE GEDANKENKREISLÄUFE:

Die Betroffenen leiden unter destruktiven gedanklichen Endlosschleifen. Über Veränderung nur nachzudenken, führt zum Stillstand, das Handeln ist entscheidend.

Kapitel 5:

NAHRUNG FÜR DEN KOPF

Um neue Wege zu gehen, brauchen wir einen gut genährten Kopf. In einem genährten Kopf wohnt ein gesunder Geist. Wenn eine Essstörung vorliegt, ist nicht nur die Psyche im Stress, sondern auch das Gehirn. Das Gehirn braucht den meisten Sauerstoff, es holt sich etwa 30 Prozent des Glukoseangebotes. Das heißt, der Körper muss dem Gehirn Zucker zur Verfügung stellen, damit es gut arbeiten kann. Es braucht zum einen so viel Energie, weil unser Gehirn Tag und Nacht eingeschaltet ist und arbeitet, zum andern verbrauchen die etwa 86 Milliarden Nervenzellen täglich über 500 Kilokalorien. Bei besonderer Beanspruchung, also höherer Hirnleistung, wird noch mehr Energie verwendet.[8]

Bei chronischer Mangelernährung schrumpft auch das Gehirn. Graue Substanz geht verloren. Eine Annahme ist, dass nicht genügend Eiweiß hergestellt werden kann, um Nervenzellen fortlaufend zu reparieren oder zu regenerieren. Normalisiert sich das Gewicht wie auch die Versorgungslage des Körpers, regeneriert sich auch das Gehirn. Es können aber auch Langzeitschäden entstehen, wenn die Erkrankung mit Beginn oder während der Pubertät entstanden ist.

Das Gehirnwachstum und die Entwicklung werden nämlich durch die Hormone Östrogen und Testosteron vorangetrieben. Wir werden in der Zeit der Pubertät von den Sexualhormonen durchflutet. Bei einer Essstörung werden viel zu wenig Östrogene gebildet, sodass sich bestimmte Hirnregionen nicht gut entwickeln können. Beate Herpertz-Dahlmann, die Anorexie-Forscherin, spricht von einer »biologischen Narbe«, welche die Anorexie im Hirn hinterlässt. Die Schäden entstehen vor allem im Jugendalter. Das könnte möglicherweise später zu einer Depression oder zu einer Angststörung führen.[9]

Der Supertreibstoff für den Körper und vor allem für das Gehirn ist die Glukose, auch Traubenzucker genannt. Das menschliche Gehirn braucht ungefähr zehn Esslöffel Traubenzucker pro Tag, um den Denkapparat in Schuss zu halten und um alle Nervenzellen gut miteinander kommunizieren zu lassen. Es ist ein regelrechter Energiefresser und dabei auf eine kontinuierliche Zufuhr von Glukose angewiesen. Der Körper kann aus fast allen Lebensmitteln - wie Obst, Milch und Milchprodukte, Gemüse, Brot und Getreide - die Glukose gewinnen.

Wichtig ist allerdings eine gleichmäßige Versorgung mit Glukose. Wenn wir eine Zeit lang nichts essen, kommen wir in einen Zustand der Unterzuckerung. Wir fühlen uns schwach, zittrig und nervös. Manche werden aggressiv und es ist unmöglich, sich auf eine Aufgabe zu konzentrieren oder eine Entscheidung zu treffen. Das erklärt, warum viele Eltern an den schwankenden Launen ihrer essgestörten Kinder verzweifeln. Ein konstanter Blutzucker sorgt dafür, dass unser Gehirn gesund bleibt und wir - mit Spaß und fokussiert - Leistung abrufen können. Es ist also sinnvoll, zu den einzelnen Mahlzeiten immer kohlenhydratreiche Lebensmittel (zum Beispiel Brot, Reis, Kartoffeln oder Nudeln) zu essen.

Um uns zufrieden zu fühlen, uns wohlzufühlen und Glück zu empfinden, sollten wir über die Ernährung dafür sorgen, dass wir täglich kleine Glücksbringer, wie Serotonin, Dopamin und Endorphine, ausschütten können. Diese stellt der Körper selbst her, sie werden leider schnell wieder abgebaut. Es gibt aber Lebensmittel, welche die Ausschüttung dieser Glückshormone unterstützen.

Serotonin: Dabei handelt es sich um eines der sogenannten Glückshormone. Es hebt unsere Stimmung und sorgt für gute Laune. Außerdem sorgt das Serotonin für guten Schlaf, da es als ein Baustein für die Synthese des Schlafhormons Melatonin verwendet wird. Also sollten wir ein Augenmerk auf Lebensmittel legen, welche die Serotoninproduktion ankurbeln. Da wäre die Aminosäure Tryptophan. Dieser Eiweißbaustein wird verwendet, um Serotonin aufzubauen.[10]

Einen besonders hohen Wert an Tryptophan enthalten Ananas und Banane. Sie schmecken nicht nur gut und süß, sie machen uns auch glücklich. Kohlenhydratreiche Lebensmittel kombiniert mit tryptophanhaltigen Lebensmitteln sind unschlagbar als Gute-Laune-Macher. Ein Beispiel wäre aus der italienischen Küche Pasta mit Parmesan. Vielleicht ist das der Grund, warum die Italiener*innen meistens gute Laune haben. Eine andere Variante ist ein Vollkornbrot mit einer Scheibe Emmentaler und dazu einem Glas Milch mit Honig. Das ist auch eine Kombination, die ein Stimmungstief verfliegen lässt. Eine Handvoll Beeren und Nüsse am Abend baut das Serotonin auf, beruhigt uns und bringt uns besser in den Schlaf. Auf die Kombination kommt es also an. Gute Kohlenhydrate gemischt mit eiweißreichen, tryptophanhaltigen Lebensmitteln sollten unbedingt in Ihrem Speiseplan zu finden sein.

Dopamin: Um uns wohlzufühlen und motiviert zu sein beziehungsweise Dinge in Angriff zu nehmen, brauchen wir aber auch den wichtigen Botenstoff Dopamin. Dieser Glücksbringer hat eine wichtige Rolle im Belohnungssystem. Haben wir etwas erlebt, das wir als positiv oder lebensförderlich wahrnehmen, wird eine gute Menge Dopamin ausgeschüttet, was uns wiederum motiviert, zu handeln und aktiv zu sein. Es ist das sogenannte Antriebshormon. Leiden wir unter einem Dopaminmangel, können wir uns nur schwer motivieren, Dinge zu Ende zu bringen und mit Elan den Alltag zu gestalten.

Dopamin wird aus der Aminosäure Tyrosin gebildet. Tyrosin wird aber auch für die Bildung anderer Botenstoffe, wie zum Beispiel der Stresshormone, Schilddrüsenhormone und anderer Glückshormone verwendet. Wenn wir nicht auf die ausreichende Zufuhr von Eiweiß achten, kann es schnell zu einem Defizit an Tyrosin und somit von Dopamin kommen. Wir spüren einen akuten Leistungsabfall und sind unmotiviert. Um das zu vermeiden, sollten wir Folgendes regelmäßig essen: Käse, gerne Gouda, Parmesan, Huhn, Rind, Garnelen, Lachs, Erdnüsse, Chiasamen, Mandeln, Kürbiskerne, Walnüsse, Haferflocken, Sojabohnen, Kidneybohnen und Zartbitterschokolade.[11] Diese Lebensmittel enthalten Phenylalanin. Daraus kann der Körper Tyrosin herstellen und später dann Dopamin.

Endorphine: Das sind weitere Glücksbringer in unserem Körper. Die Endorphine werden ausgeschüttet, wenn wir Sport treiben. Sie heben die Stimmung, vertreiben dunkle Gedanken und haben einfach eine positive Wirkung auf unser Gehirn. Zudem haben sie einen schmerzlindernden Effekt. Der Körper kann die Endorphine selbst herstellen und benötigt keine Nahrung dazu, aber dafür eben regelmäßige Bewegung.

Bei einer Ernährungsumstellung und moderaten, regelmäßigen Bewegungseinheiten berichten mir meine Klient*innen sehr häufig, dass sie sich nicht nur körperlich fitter fühlen, sondern deutlich besser gelaunt sind. Die Zauberformel, um aktiv und gut gelaunt zu sein, heißt also, gesund und bunt zu essen sowie moderat Sport zu treiben. So können die kleinen chemischen Glücksbringer ihre Arbeit tun und wir gut durch den Tag kommen.

NAHRUNG FÜR DEN KOPF:

Vitamin-B12-Mangel führt zu Aufmerksamkeitsstörungen, depressiven Verstimmungen, Ermüdung und Gedächtnisschwäche, Aggressivität, erhöhter Infektanfälligkeit, Gesichtsblässe und weißen Lippen.

Gute Vitamin-B12-Liferanten: Fleisch, Fisch und Meeresfrüchte, Eier und Milchprodukte.

Veganer*innen müssen ein Vitamin-B12-Präparat substituieren.

Kapitel 6:

DIE ERNÄHRUNGS-THERAPIE: EIN WICHTIGER BAUSTEIN ZUR HEILUNG

Vor einiger Zeit besuchte ich eine Buchhandlung, um zu stöbern. Neben den Neuerscheinungen interessierte mich natürlich, was sich auf dem Ernährungsbuchmarkt tut. Die Abteilung war umgezogen, doch nach einigem Hin und Her wurde ich fündig. Eine ganze Wand mit Diätbüchern jeglicher Couleur. Ansprechende Cover mit bunten Bildern. Kund*innen können wählen zwischen Paleo-Diät, Low-Carb-Diät, Low-Fat-Diät, Detox-Diät, so ließe sich die Liste fortführen. Hauptsache schlank! Ist die Entscheidung für eine Diätform gefallen, findet sich im Regal nebenan das entsprechende Kochbuch. Wenn Sie jetzt noch mit dem Gedanken spielen, die Ernährung weiter zu optimieren und vegan leben zu wollen, dann liegen Sie im Trend und können sich unter der großen Auswahl an Büchern eines aussuchen. Sie fühlen sich immer noch nicht besser? Dann greifen Sie in das nächste Regal mit den Büchern der Ernährungsexpert*innen. Auch diese schrecken nicht davor zurück, einen wichtigen Nährstoff herauszugreifen und ihn zu verteufeln. **Dabei sind alle Nährstoffe lebensnotwendig!**

Natürlich gibt es Erkrankungen, die zur Folge haben, dass bestimmte Lebensmittel oder Lebensmittelgruppen weggelassen oder stark eingeschränkt werden müssen. Grundsätzlich gilt aber: Wir dürfen ohne Einschränkung alles essen. Das Maß ist entscheidend. Verbote und Dogmen bringen Unheil, auch in der Ernährung. Sie verhindern, dass wir Erfahrungen machen, dass wir selbstbestimmt leben dürfen und nach unseren Gefühlen und Impulsen agieren. Die Fragen »Was brauche ich?« und »Was will ich?« sind in dogmatischen Systemen nicht erlaubt. Wenn man in der Ernährung mit Regeln und Verboten arbeitet und diese nicht eingehalten werden, entstehen Versagensgefühle und ein schlechtes Gewissen. Ich erlebe es leider jeden Tag in meiner Praxis.

Vor Kurzen nahm ich eine neue Klientin auf, die unter ihrem starken Übergewicht leidet und unbedingt etwas ändern möchte. Im Laufe des Erstgespräches vertraute sie mir an, dass sie regelmäßig Essanfälle hat und alles in sich hineinstopft. Wir stellten für sie einen passenden Speiseplan zusammen und strukturierten ihren

Tag. Den Speiseplan setzte sie Woche für Woche um. Es gab keine Essanfälle, keine Ausnahmen und keine Süßigkeiten. Sie hielt sich einfach an den Plan. Ein äußerst untypisches Verhalten und ich vermutete, dass sie sich nicht traute, mir von etwaigen Essanfällen oder Abweichungen zu erzählen. Aber andererseits nahm sie kontinuierlich ab, was für die Einhaltung des Speiseplans sprach. Also gab ich ihr die Aufgabe, alles zu protokollieren. In der darauffolgenden Sitzung verhielt sie sich zurückhaltend und las mir stattdessen einen Brief vor:

»In der Zeit vor der Ernährungsberatung hatte ich oft Essanfälle. Meistens aus Langeweile oder aus der Depression heraus. Wenn ich einen Essanfall hatte, habe ich alles gegessen, was mir in die Hände fiel. Nach so einem Anfall, der manchmal über Stunden ging, habe ich mich danach noch schlechter gefühlt. Ich fühlte mich traurig und schwach. Meistens habe ich mich verkrochen und produzierte den nächsten Essanfall. Ein ewig blöder Kreislauf. Da ich dank Ihrer Hilfe einen Speiseplan und eine Struktur bekommen habe, konnte ich meine Verhaltensmuster, was das Essen betrifft, unterbrechen. In meiner Kindheit gab es viele Regeln, die ich einhalten musste, sonst gab es drastische Strafen. Noch heute traue ich mich nicht, Regeln zu brechen oder Aufgaben nicht zu erfüllen. Wenn eine Autorität etwas festlegt, halte ich mich daran. Da ich kein Protokoll schreiben konnte, weil die Notwendigkeit nicht bestand, habe ich jetzt die Angst, dass Sie denken könnten, ich brauche Sie nicht mehr. Dem ist nicht so. Allein die Tatsache, dass ich die mir aufgegebenen Aufgaben nicht ausgeführt habe, macht mir Angst. Obwohl ich weiß, dass das völlig in Ordnung wäre. Sobald die Ernährungsberatung wegfallen würde, falle ich wieder in alte Verhaltensmuster.«

Sie erzählte mir ein wenig aus ihrer Kindheit. Eine der Strafen war unter anderem, sie hungern zu lassen. Ihre traumatischen Kindheitserfahrungen hat sie bereits therapeutisch aufgearbeitet. Leider spielen sie immer noch eine große Rolle in ihrem heutigen Leben. Die Aufgabe, das Protokoll zu schreiben, konnte sie nicht erfüllen, was ihr sehr zu schaffen machte und sie ängstigte. Erst als wir über dieses Problem sprachen, entspannte sie sich. Vielleicht schafft sie es in der Zukunft, kleine Abweichungen in den Speiseplan einzubauen, um neue Erfahrungen zu machen. Diese Lebensgeschichte zeigt, dass autoritäre Regelwerke keinen Freiraum für Entfaltung und Erfahrung bieten und man der Möglichkeit beraubt wird, sich zu entwickeln.

Das Angebot an Ernährungsliteratur in der Buchhandlung erschlägt einen regelrecht. So schien es auch der jungen Frau neben mir zu ergehen, die völlig empört zu ihrer Freundin sagte: »Ich will doch mit Lust essen und nicht mit Frust.« Ich stimmte ihr von ganzem Herzen zu.

Diese Vielfalt an Büchern mit ihren Diätempfehlungen, Ernährungsmythen und vermeintlichen Weisheiten sorgen dafür, dass wir glauben, andere wissen besser, was wir brauchen. Mädchen in der Pubertät folgen Foodblogger*innen und Instagrammer*innen, die sich zu Ernährung und Sport äußern. Sie glauben und vertrauen ihnen, bis sie feststellen, dass sie tief in einer Essstörung stecken. Sie haben den Eindruck, dass sie sich nicht mehr auf die eigene Intuition verlassen können und unbedingt auf die Empfehlungen der Expert*innen hören müssen, damit keine Fehler gemacht werden. Auf die Art entstehen leider regelrechte Ängste und Phobien: Fleischphobie, Tierproduktphobie, Fettphobie, Süßigkeitenphobie und Kohlenhydratphobie. Was wird nicht alles über die Kohlenhydrate geschrieben. Sie machen dick. Wenn das stimmen würde, dann wäre ich bereits an den Folgen einer Adipositas verstorben. Meine Familie hätte ich gleich mit ausgerottet, denn wir essen regelmäßig Brot, Reis Nudeln und anderes. Wir erfreuen uns bester Gesundheit. Natürlich ist das überspitzt, aber es trifft den Kern. Ein großer Teil meiner Klient*innen ist erstaunt darüber, dass ich zum Beispiel die Kohlenhydrate selbstverständlich in einen Speiseplan einfüge.

Mir scheint, dass das ganze Wissen über Ernährung die Menschen eher irritiert. Es ist, als ob die Befähigung verloren geht, auf den Körper zu hören und ihn so anzunehmen, wie er ist.

Das Überangebot an Diätvorschlägen im Netz und in Büchern verunsichert, und Diäten unterliegen negativen Konnotationen. Ihnen haften Gedanken an wie: Ich muss hungern, ich muss verzichten, ich kann nicht mehr so am Leben teilnehmen und ich muss ständig Sport treiben. Trotz alledem kenne ich kaum jemanden, der nicht schon einmal eine Diät durchgeführt hat. Aber irgendetwas läuft hier schief, denn die Deutschen werden immer dicker. Laut Robert-Koch-Institut litten 2022 über 50 Prozent der Frauen und über 60 Prozent der Männer an Übergewicht und bei 19 Prozent der Erwachsenen liegt eine Adipositas vor. Das ganze Gesundheitssystem mit all den Expert*innen bekommt dieses Problem offensichtlich nicht in den Griff.

Laut Statistischem Bundesamt leiden fünf Millionen Frauen und Männer an einer Essstörung. Davon haben 3,7 Millionen ein gefährliches Untergewicht. Die Zahl der Magersüchtigen hat sich 2019 verdreifacht. Durch Social Media und Bücher verbreiten sich Ernährungstrends sehr schnell. Ein gefundenes Fressen vor allem für essgestörte Mädchen und Frauen. Zurzeit erfreut sich der Veganismus bei Mädchen mit Essstörungen besonderer Beliebtheit. Er passt auch sehr gut in ihr Konzept. Von vornherein sind bestimmte Lebensmittel verboten. Außerdem ist die Szene auffallend gründlich und streng.

Ich habe die Erfahrung gemacht, dass Essgestörte in der Regel sehr belesen und kundig sind. Sie kennen detailliert den Kalorien-, den Fett- und den Eiweißgehalt der Lebensmittel. Sie sind wandelnde Kalorienzähler, wissen aber nicht mehr, wie freies, genussvolles Essen geht. Es ist wie ein Verkehrsstau im Kopf, der nur in eine Richtung geht.

Beobachten Sie als Eltern, dass sich Ihr Kind intensiv mit dem Thema beschäftigt und sein Verhalten ändert, indem es beispielsweise bestimmte Lebensmittel oder Mahlzeiten weglässt, sprechen Sie es darauf an. Weitere Anzeichen könnten auch sein, nach dem Essen Sport zu treiben oder die Toilette aufzusuchen. Werden Sie hellhörig, wenn Ihr Kind wiederholt behauptet, es habe bereits bei einer Freundin oder im Zimmer gegessen, und so nicht mehr an geregelten Mahlzeiten teilnimmt. Schauen Sie aufmerksam hin, ob Ihr Kind bereits abgenommen hat. Ihr Kind wird versuchen, das Problem herunterzuspielen und sich mit Ausreden aus der Situation zu winden.

Aus einer Ernährungsumstellung kann schnell eine Diät zum Abnehmen werden. Manchmal geht es dann bei Kindern erschreckend schnell, dass sie dem Hungerwahn verfallen und vor Essen eine panische Angst entwickeln. Es ist schwer, bewusstes Essverhalten von einer beginnenden Essstörung zu unterscheiden. Verpassen Sie nicht den richtigen Zeitpunkt einzugreifen und sich Hilfe zu holen. Ihr Kind wird sich sträuben. Bleiben Sie klar, denn je früher behandelt wird, desto besser die Heilungschance. Eine der Anlaufstellen kann neben Beratungsstellen, Ärzt*innen, Psycholog*innen, Kliniken oder Selbsthilfegruppen ein*eine Ernährungsberater*in mit Schwerpunkt Essstörungen sein. Manchmal ist es sogar für die jungen Betroffenen einfacher, über die Türschwelle eines*einer zertifizierten Ernährungstherapeut*in zu gehen, als in eine Psychotherapie. Es scheint weniger bedrohlich. So kann der Weg geebnet werden, in ein gutes ambulantes Netz mit Psychotherapeut*innen und Ärzt*innen zu kommen oder gegebenenfalls, wenn notwendig, auch in einen stationären oder teilstationären Aufenthalt.

Wie sieht eigentlich meine tägliche Arbeit aus? Ich arbeite an dem Symptom. Ein Symptom wäre das Vollstopfen, das Hungern und das Erbrechen. Also alles, was auf und um den Teller herum passiert, wird von mir unter die Lupe genommen, denn das Hungern und das Vollstopfen stehen immer für etwas. Es kann zum Beispiel für ungelebte oder unangenehme Gefühle, eine schwierige Situation, Angst machende Erinnerungen oder ein nicht gesagtes Nein stehen. Am Therapiebeginn steht häufig ein desolater Ernährungszustand.

Neben der Arbeit an dem Symptom kläre ich auf, schule und informiere. Ich rede über den Stoffwechsel, was der Körper braucht, was Hungern, aber auch zu viel essen im Körper bewirkt. Ich rede über Gewicht, Body-Mass-Index, über Portionsgrößen, Kohlenhydrate, Fette und so weiter. Das möchte ich auch in diesem Kapitel tun. Ich habe mich entschieden, mein Fachwissen vereinfacht zu verpacken. Dabei habe ich versucht eine gut verständliche Sprache zu finden, damit Fachwissen für alle zugänglich wird.

Unabhängig von der Form der Essstörung steht am Anfang der Beratung die Analyse der bestehenden Ernährungssituation. Ich versuche, dies nicht mit einem mahnenden Zeigefinger zu tun, sondern mit dem sachlichen Blick auf die Nährstoffversorgung.

VERDACHT EINER ESSSTÖRUNG:

Ein Verdacht sollte sofort angesprochen werden. Bieten Sie Hilfe an und geben Sie nicht auf. Anlaufstellen für Betroffene gibt es in jeder Stadt.

1. DER STOFFWECHSEL

Oft höre ich »Ich habe einen ganz schlechten Stoffwechsel« oder »Ich schaue nur das Essen an und nehme zu.« Wenn ich nachfrage, was eigentlich der Stoffwechsel ist, kommen mitunter diffuse Ideen. Richtig ist: Jeder hat einen individuellen Stoffwechsel. Richtig ist auch, dass es bessere und schlechtere Futterverwerter gibt. Allerdings ist dies von unterschiedlichen Faktoren abhängig. Stoffwechsel bedeutet, dass Nährstoffe (Kohlenhydrate, Fette, Eiweiße, Vitamine, Mineralstoffe) aus Lebensmitteln in körpereigene Stoffe umgewandelt werden. Über das Blut wird die verarbeitete Nahrung zu den entsprechenden Zellen transportiert. Es wird Energie für die Bewegung, Atmung und für das Denken bereitgestellt. Es wird Zellaufbau und -umbau betrieben und Abfallprodukte werden entsorgt. Die Arbeit, die Nährstoffe umzuwandeln, verbraucht Kilokalorien. Die meisten meiner Klient*innen wissen das zwar, verdrängen diesen Aspekt aber. Bei Nahrungsaufnahme überlegen sie sich, nach der Mahlzeit eine Bewegungseinheit einzulegen oder die nächste Mahlzeit ausfallen zu lassen, um Kalorien zu verbrauchen oder einzusparen. Es ist aber sinnvoll, mit einer adäquaten Ernährung den Stoffwechsel am Laufen zu halten. Wer hungert, fährt den Stoffwechsel in den Keller.

Allgemein kann man sagen, dass in einem anorektischen Essplan auf den ersten Blick alle Makronährstoffe (Kohlenhydrate, Fette und Eiweiße) wie auch häufig Mikronährstoffe (Vitamine, Mineralstoffe und Spurenelemente) fehlen. Weiterhin ist häufig zu sehen, dass über den Tag verteilt durch einen übermäßigen Konsum zum Beispiel von Milchkaffee oder anderen Getränken wie Cola light der drängende Hunger abgemildert werden soll. Die Betroffenen haben Angst, den Hunger zu spüren und ihm nachzugeben, weil sie befürchten, die Kontrolle zu verlieren und massiv zuzunehmen. Hier herrscht der Gedanke vor, dass das, was man zu sich nimmt, dick macht. Aber es ist wichtig, dass gegessen wird. Bei Klient*innen, die im Laufe des Tages mehrere Milchkaffees oder andere hungerdämpfende Getränke zu sich nehmen, würde ich festlegen den Milchkaffee auf das Minimum zu beschränken und alternativ etwas zu essen.

Bei den Klient*innen, die an Binge-Eating leiden, liegt häufig ein Überschuss an Kohlenhydraten und Fett vor. Vor allem in Form von Zucker. Das verursacht große Blutzuckerschwankungen, die Gier nach Zucker wird dadurch weiter geschürt. Häufig glauben die Klient*innen, sie seien zuckersüchtig. Mit einem entsprechenden Speiseplan und einem deutlich stabileren Blutzucker bekommt man das ganz gut in den Griff. Weiterhin ist erkennbar, dass sie ungünstige Fette essen, zum Beispiel über Fast Food, Chips und dergleichen. Das Ganze gekoppelt mit Eiweiß-, Vitamin- und Mineralstoffmangel führt häufig dazu, dass die

Klient*innen über Energielosigkeit und permanente Müdigkeit klagen. Obwohl sie übermäßig Zucker und Fett essen und man meinen könnte, dass sie übersatt sind, leiden sie an einem hohen Essimpuls und sind den ganzen Tag auf Nahrungssuche. Die Energielosigkeit und die stetige Zunahme führen dazu, dass der Bewegungsimpuls gleichzeitig absinkt. Ein Teufelskreis, der fatal ist und sich extrem belastend auf die Klient*innen auswirkt. Dieses Problem kann nicht mit einer Diät gelöst werden, sondern unter anderem mit einem gut austarierten Speiseplan.

Daher halte ich es in meiner Beratungsarbeit für unabdingbar, genau darüber zu sprechen. Ich möchte aufgeklärte Klient*innen, damit sie mit mir zusammen ihren Speiseplan erstellen und von vornherein Verantwortung für sich selbst übernehmen. Essgestörte Ernährungsgewohnheiten und Ideen weiche ich auf und setze gesunde Fakten dagegen. Die Veränderung darf je nach Gesundheitszustand auch Schritt für Schritt erfolgen. Dann wächst der Mut weiterzumachen und die Angst wird kleiner.

2. VITAMINSTOFFWECHSEL

Exemplarisch kann man ihn am Vitamin A gut erklären. Vitamin A ist ein fettlösliches Vitamin. Wir brauchen dieses Vitamin für das Wachstum, für den Aufbau der Haut und der Schleimhäute. Vor allem wird Vitamin A in die Netzhautzellen eingebaut, damit wir uns an Hell- und Dunkelkontraste anpassen können. Geht man von einem hellen in einen dunklen Raum, braucht es Zeit, bis man wieder etwas sehen und sich orientieren kann. Dafür brauchen wir das Vitamin A. Bei einem Mangel kann sich eine Nachtblindheit einstellen. Die Möhre enthält viel Vitamin A. Knabbern wir eine Möhre einfach so, passiert nicht viel. Der Stoffwechsel schläft. Geben wir Fett dazu, kann das Vitamin A schon besser aufgenommen werden, weil es eben ein fettlösliches Vitamin ist. Durch zusätzliches Kochen der Möhren mit

Olivenöl haben wir eine optimale Ausbeute des A-Vitamins. Jetzt beginnt der Stoffwechsel zu arbeiten. Er spaltet die Möhre in die kleinsten Bestandteile auf, bringt das Vitamin A über das Blut dorthin, wo es gerade benötigt wird. In diesem Moment verbrauchen wir Kilokalorien und der Stoffwechsel läuft.

Fettlösliche Vitamine sind auch E, D und K. Auch einen Blick auf das wertvolle Vitamin E zu werfen, lohnt sich, denn es hat eine starke antioxidative Wirkung. Es ist ein Radikalfänger. Freie Radikale entstehen durch Umwelteinflüsse wie Umweltgifte, Sonneneinstrahlung und Zigarettenrauch. Sie werden aber auch leider vom Körper selbst hergestellt. In großen Mengen können sie zellschädigend wirken. Daher ist es sinnvoll, einem freien Radikal über Nahrungsbestandteile, wie dem Vitamin E, einen Partner anzubieten. Das freie Radikal wird gebunden und richtet dadurch keinen Schaden mehr an. Vitamine halten uns also gesund und können die Hautalterung verzögern.

Neben den fettlöslichen Vitaminen gibt es die wasserlöslichen Vitamine, dazu zählen die B-Vitamine und Folsäure. Bei einem Überschuss an B-Vitaminen werden sie über den Urin wieder ausgeschwemmt. Bei Ihnen könnte nun die Idee entstehen, Vitaminpräparate einzunehmen.

Bas Kast beschreibt in seinem Buch *Der Ernährungskompass* treffend: »Neue Erkenntnisse deuten darauf hin, dass die diversen B-Vitamine in hohem Maße zusammenarbeiten, wie die verschiedenen Instrumente eines Orchesters.« Und weiter erklärt er: »Wenn Sie jetzt eine kräftige Dosis eines bestimmten Vitamins nehmen, zum Beispiel Folsäure in Form von Folsäuretabletten, kann das einen B12-Mangel geradezu verschärfen. Das eine B-Vitamin wird vom anderen überschattet.«[12]

Daher ist es wichtig, dem Stoffwechsel die Arbeit zu überlassen, die Vitamine aus der Nahrung herauszulösen und dort hinzubringen, wo sie gerade benötigt werden. Und denken Sie daran, jede Arbeit, die der Körper macht, macht er nicht umsonst. Er verbraucht Kilokalorien.

3. MINERALSTOFFWECHSEL

Stellvertretend für alle Mineralstoffe nehme ich das so wichtige Kalzium. Kalzium wird in Knochen und Zähnen eingebaut und für die Funktion der Muskeln und Nerven benötigt. Steht dem Körper nicht genügend freies Kalzium über die Ernährung zur Verfügung, geht er an die Kalziumspeicher im Knochen und Zähnen, um die Kalziumkonzentration im Blut im Normalbereich zu halten. Es kommt zur Entkalkung der Knochen und Zähne. Es entsteht das Risiko, vermehrt Knochenbrüche und Knochenverformungen zu erleiden. Dann spricht man von der sogenannten Osteoporose. Um es hier ausdrücklich zu erwähnen, Osteoporose ist nicht heilbar. Sollten Sie schon länger hungern, ist es wichtig zu wissen, dass bei dem Abbau von Fettreserven zusätzlich ein erhöhter Kalziumverbrauch vorliegt und dadurch essgestörte Menschen nicht nur wegen eines Mangels ein deutlich höheres Risiko haben, an Osteoporose zu erkranken.

Neben Milchprodukten, vor allem Käse, enthalten auch Nüsse Mineralstoffe wie etwa Kalzium. Der Stoffwechsel liebt Nüsse. Auch bei Klient*innen, die abnehmen müssen, setze ich regelmäßig Nüsse in den Speiseplan ein. Hier ist die Zusammensetzung der Inhaltsstoffe und die Wirkung wichtiger als der Kaloriengehalt. Nüsse enthalten nicht nur wunderbare Mineralstoffe und zellschützende Vitamine, sie bewahren uns vor Übergewicht und Entzündungen im Körper. Weiterhin halten sie den Blutzucker konstant und durch die Omega-3-Fettsäuren regulieren sie den Hunger. Nüsse haben einen sehr guten Effekt auf unseren Stoffwechsel und gehören daher auf keinen Fall zu den Dickmachern.

Sicherlich ist es auch lohnenswert, sich das Spurenelement Eisen genauer anzuschauen. Nicht selten kommt bei längerem Hungern ein Eisenmangel vor. Eisen brauchen wir zur Energiebereitstellung in den Zellen und für die Zellatmung. Ein guter Eisenwert bedeutet, dass der Sauerstoff über das Blut überall im Körper ankommt und zum Beispiel die Muskeln gut mit Sauerstoff versorgt werden. Bei Mangel entstehen Müdigkeit und Antriebslosigkeit, eine leicht fahle, bleiche Gesichtsfarbe, brüchige Nägel und Haarausfall. Auch können Schleimhäute und die Haut sehr darunter leiden.

Haupteisenlieferant ist dunkles Fleisch. Das Eisen aus tierischen Produkten kann besser vom Körper aufgenommen werden. Auch für Vegetarier*innen geeignet: Hülsenfrüchte, Weizenkleie, Kürbiskerne, Amaranth und Quinoa sind ebenfalls Eisenlieferanten. Durch den gleichzeitigen Verzehr von Vitamin C lässt sich die Eisenaufnahme verbessern. Also essen Sie zu den eisenhaltigen Kartoffeln beispielsweise Paprika.

4. EIWEISSSTOFFWECHSEL

Proteine, auch Eiweiße genannt, gehören neben Fetten und Kohlenhydraten zu den wichtigen Makronährstoffen, die eine untergeordnete Rolle als Energielieferanten einnehmen. Kohlenhydrate und Fette haben in erster Linie die Aufgabe, uns Energie zu liefern. Das exklusive Eiweiß benötigen wir zum Aufbau von Körperzellen, Enzymen und Hormonen. Da wir reichlich Körperzellen (Organzellen, Muskelzellen, Gewebezellen, Blutzellen, Gehirnzellen ...) besitzen, finden täglich Umbau, Aufbau und Instandhaltung der Zellen statt. Gerade im Wachstum hat Eiweiß eine Schlüsselfunktion. Einen akuten und langanhaltenden Eiweißmangel im Wachstum kann die körperliche und geistige Reifung ausbremsen.

Eine meiner Klient*innen, damals war sie Mitte zwanzig, hatte bereits vor der Pubertät eine ausgeprägte Anorexie entwickelt. Ihr Leben bestand nur darin zu hungern. Ein Klinikaufenthalt jagte den nächsten. Sobald sie zu Hause war, begannen die Hungerzeiten. Sie war eine sogenannte Kindfrau. Man sah ihr zwar an, dass sie kein Kind war, aber sie war klein und dünn und besaß fast keine fraulichen Merkmale. Das machte ihr doch sehr im Alltag und im Berufsleben zu schaffen, weil sie durch ihr kindliches

Aussehen die Erfahrung machte, nicht altersgerecht behandelt zu werden.

Extremes Hungern bremst nicht nur das Wachstum aus, es führt auch zu einem Abbau von Muskelmasse und bringt dadurch zudem den Stoffwechsel zum Erliegen. Das ist natürlich nicht gewollt. Gerade die Muskeln sind der Motor, um Energie zu verbrennen. Unter extremen Hungerzuständen leidet auch der Herzmuskel. Bei einem auffallenden Gewichtsverlust sollte auf jeden Fall auch das Herz untersucht werden.

Ein Protein besteht aus unterschiedlichen Aminosäuren. Im Darm wird es aufgeschlüsselt und dort hingebracht, wo es benötigt wird. Es gibt Aminosäuren, die der Körper nicht selbst herstellen kann. Sie müssen mit der Nahrung zugeführt werden. Milch, Milchprodukte, Fleisch, Fisch und Eier sind gute Eiweißquellen. Das Eiweiß aus tierischen Produkten kann der Körper besser in Körpereiweiß umwandeln. Das tierische Eiweiß ist dem Körpereiweiß sehr ähnlich.

Pflanzliche Eiweiße finden wir in Kartoffeln, Hülsenfrüchten, Gemüse, Getreide sowie in Nüssen und Samen. Kombiniert man ein pflanzliches Eiweiß mit einem tierischen Eiweiß, wie zum Beispiel Kartoffel und Kräuterquark, fällt es dem Körper leichter, das pflanzliche Eiweiß aus der Kartoffel herauszulösen. Die meisten Menschen nehmen durch den hohen Konsum von Fleisch und Fleischprodukten zu viel Eiweiß zu sich. Nicht benötigtes Eiweiß kann bei einem gesunden Menschen über die Niere ausgeschieden werden. Grundsätzlich ist zu sagen, nicht zu viel und nicht zu wenig Eiweiß sollte es sein. Kinder im Wachstum brauchen mehr als ein älterer Mensch. Proteingetränke und -pulver sind nicht nötig. Mit einem ausgewogenen Speiseplan sind Sie bestens mit Eiweiß versorgt. Der Körper holt sich, was er braucht, und dabei bleibt der Stoffwechsel auf Trab.

5. KOHLENHYDRATSTOFFWECHSEL

Die Kohlenhydrate – was treibt mich dieses Thema tagtäglich in meiner Praxis um. Ich sehe Speisepläne, in denen sie fast gänzlich verschwunden sind oder sie im Übermaß durch Zucker vorhanden sind. Aber was mich am meisten erschreckt, ist die Überzeugung, sie würden dick machen. Dass sogar eine Banane, aufgrund des Fruchtzuckergehaltes, nicht mehr gegessen werden kann, weil sie angeblich gefährlich ist. Aber für was brauchen wir die Kohlenhydrate denn, wenn sie so viel Schaden anrichten? Wir brauchen sie in erster Linie zur Energiegewinnung.

In dem Wort steckt das Wort Kohle. Stellen Sie sich vor, sie befeuern den Kohleofen einer Lokomotive. Was macht sie? Richtig, sie fährt los und dort, wo die Kohle brennt, wird es warm. Genau dafür brauchen wir Kohlenhydrate, um kraftvoll durch den Tag zu kommen und innere Wärme zu produzieren. Wer kennt das nicht, nach einer schönen Mahlzeit nicht mehr zu frieren? Ich kenne keine hungernden Klient*innen, die nicht über eine innere Kälte klagen. Da hilft auch kein heißer Tee oder eine Wärmflasche. Manche hungernden Menschen entwickeln an Unterarmen, Unterschenkeln und Rücken durch den Nährstoffmangel und den Mangel an Kohlenhydraten flaumartige Haare. Sie sollen sie vor dem Erfrieren schützen. Merkwürdigerweise gehen aber die Haare auf dem Kopf verloren. Dieses Phänomen nennt man den Lanugo-Effekt.

Ich erinnere mich noch an eine Studentin vor ungefähr zwölf Jahren. Es war ein unglaublich kalter Winter. Sie aß nur Joghurt und gekochtes Gemüse, aber keinerlei Kohlenhydrate wie Brot, Kartoffeln, Reis oder Nudeln. Sie schaffte kaum den Weg zu mir, weil der Körper der Kälte nicht trotzen konnte und sie keine Energie hatte. Sie lag den ganzen Tag auf dem Sofa und versuchte, diese innere Kälte loszuwerden. Durch das Hungern und die mangelhafte Nährstoffversorgung hatte sie eine ganz schlechte Haut und das Kopfhaar war so dünn, dass sie die Haare kurz schneiden musste. Sie litt unter dem Lanugo-Effekt. Sie war nicht mehr in der Lage zu studieren und hatte zu nichts mehr Lust. Sie entschied sich Gott sei Dank für das Essen und das Leben und nicht dafür, weiter auf dem Sofa zu vegetieren. Wir wurden ein gutes Team. Langsam bauten wir immer mehr kohlenhydrathaltige Lebensmittel in die Mahlzeiten ein und im darauffolgenden Frühjahr konnte sie kraftvoll bei ihrem eigenen Umzug anpacken. Die Haare am Körper verschwanden und sie freute sich über jedes neue Kopfhaar, das wuchs. Weiterhin verbesserte sich mit jedem Tag das Hautbild.

Kohlenhydrate brauchen wir für den Fettstoffwechsel und für die Regulierung des Elektrolythaushaltes. Es gibt keinen triftigen Grund, die Kohlenhydrate auf dem Teller wegzurationalisieren. Sie sind die beste Energiequelle für den Körper und den Kopf. Auch hier sollten wir die komplexen Kohlenhydrate aus Müsli, Naturreis und Vollkornprodukten täglich in unseren Speiseplan integrieren. Der Riegel Schokolade, das Eis im Sommer bei dem Lieblingsitaliener oder das Stück Kuchen am Sonntag versüßt das Leben und kann durch den Körper gut verstoffwechselt werden.

LANUGO-BEHAARUNG:

Expert*innen sprechen von Hypertrichose. Diese kann bei akutem Untergewicht und Mangelernährung vorkommen. Flaumiges Haar wächst an Unterarmen und Unterschenkeln. Körperfunktion: Die Behaarung schützt vor Erfrieren.

6. FETTSTOFFWECHSEL

Ich erinnere mich genau an einen Neuzugang. Eine kleine, temperamentvolle junge Frau, die nach dem Klinikaufenthalt feststellte, dass sie es ohne weitere Hilfe noch nicht schafft. Wir nahmen uns die Lebensmittel vor, welche die Essstörung auf den Plan riefen und alte Ängste aufkommen ließen. Bei dem Thema Fett sah sie nur die Kalorien. Auf die Frage: »Was fällt Ihnen zu Fett ein?« bekam ich die Antwort, Fett mache fett und sie nehme über einen Löffel Öl etwa 100 Kilokalorien zu sich.

Diese Rechnung kann so nicht stehen bleiben. Es gibt Fette, die sind dem Körper absolut zuträglich. Wir schauen uns mal die Verwendung des Olivenöls im Mittelmeerraum an. Für die Menschen dort ist es selbstverständlich, in sämtlichen Speisen ihr heiß geliebtes Olivenöl zu verwenden. Würde man ihnen sagen, so viel sei schädlich, verstünden die Südländer die Welt nicht mehr. Der regelmäßige Gebrauch von Olivenöl senkt das Risiko an Herz-Kreislauf-Problemen zu erkranken. Weiterhin sind die Südeuropäer*innen im Vergleich zu den Deutschen deutlich schlanker. Ein Esslöffel Olivenöl ist nicht einfach ein Esslöffel Fett. Es hat einen guten physiologischen Effekt auf den Körper. Das Olivenöl hält durch die Omega-3-Fettsäure die Arterien frei von Cholesterin. Es macht uns also nicht fett, sondern im Gegenteil, hilft dem Körper, überschüssiges Cholesterin (eine Form von Fett) aus dem Körper herauszuleiten. Weiterhin ist das Olivenöl Träger der wichtigen Vitamine E, D, K und A.

Die sekundären Pflanzenstoffe im Olivenöl haben eine antimikrobielle und entzündungshemmende Wirkung. Aber wie kommen diese Stoffe in die Olive und in andere Pflanzen hinein? Für gewöhnlich ist die Olive Hitze und Sonnenstrahlen ausgesetzt. Um sich vor Bakterien und Pilzen zu schützen, bildet sie Schutzstoffe. Und diese kommen uns beim Verzehr natürlich auch zugute. Der Stoffwechsel hat viel zu tun, um einen Esslöffel Olivenöl zu verarbeiten. Was soll da noch auf die Hüfte gehen?

Sollten Sie ab und zu eine Portion – der in Öl frittierten – Pommes essen, verübelt Ihnen der Körper dies nicht. Aber grundsätzlich gilt, gute pflanzliche Öle wie Rapsöl und Olivenöl sollten täglich gegessen werden. Hier gilt die Regel, je flüssiger das Öl, desto besser für den Körper.

Die Deutsche Gesellschaft für Ernährung empfiehlt, bei einem Energiebedarf von 1800 Kilokalorien pro Tag, hierfür 540 Kilokalorien über den Verzehr von Fett zu decken. Der Energiebedarf bei einem Mädchen zwischen 16 und 18 Jahren liegt bei 2400 und 2500 Kilokalorien. Zwischen 720 und 750 Kilokalorien sollten über den Verzehr von Fett geschehen.

Es ist hier noch zu erwähnen, dass bei Frauen und Männern die durchschnittliche tägliche Kalorienzufuhr bei um die 2000 bis 2400 Kilokalorien liegt. Anorektische Mädchen im Wachstum müssen häufig deutlich mehr essen, um eine Zunahme zu bewirken. Bei einem erreichten Normalgewicht spielt sich auch der Stoffwechsel im Normbereich ein. Der Stoffwechsel ist von verschiedenen Faktoren abhängig, zum Beispiel vom Alter. Eine Frau in der Menopause braucht lange nicht so viel wie ein junges Mädchen im Wachstum. Also ist es nicht sinnvoll, die Portionsgrößen der Mutter als Maßstab zu nehmen. Häufig höre ich den Satz: »Ich muss ja viel mehr essen als meine Mutter!« Die schlüssige Antwort ist: »Deine Mutter ist viel älter als du und sie braucht nicht mehr so viel wie du mit 16 Jahren.« Weiterhin bestimmt die Muskelmasse den Stoffwechsel. Männer haben von Natur aus eine höhere Muskelmasse als Frauen, daher dürfen sie in der Regel mehr essen als Frauen. Auch wenig Bewegung und Hungern wirken sich negativ auf den Stoffwechsel aus.

ESSSTÖRUNGEN:

Die lebensnotwendigen Nährstoffe stammen aus allen Lebensmittelgruppen. Mit ihnen kann sich die körpereigene Chemiefabrik wieder von der Essstörung erholen.

Kapitel 7:

DER HUNGER-STOFFWECHSEL

Wenn akuter Nahrungsmangel herrscht, zum Beispiel bei stark kalorienreduzierten Diäten oder beim Speiseplan einer essgestörten Frau, stellt der Körper auf den Hungerstoffwechsel um. Der Stoffwechsel verlangsamt sich und der Energieverbrauch reduziert sich auf das Minimum. Er versucht, das Überleben zu sichern. Der ganze Organismus gerät in einen Ausnahmezustand.

1944 wurde in den USA eine sehr fragliche Hungerstudie, die sogenannte Minnesota-Studie, durchgeführt. 36 junge gesunde Männer, die den Kriegsdienst verweigerten, konnten sich entscheiden, entweder ins Gefängnis zu kommen oder an diesem Fastenexperiment teilzunehmen. Das Ganze zog sich ein ganzes Jahr hin. Die ersten drei Monate beobachtete man das Essverhalten der jungen Männer. Danach reduzierte man den Energieverbrauch auf die Hälfte. Das heißt, wenn ein Mann im Normalfall einen täglichen Energieumsatz von 2600 Kilokalorien hatte, bekam er sechs Monate lang nur 1300 Kilokalorien. Das Ganze hatte für die Männer verheerende Folgen. Sie verloren 25 Prozent ihres Körpergewichtes, 40 Prozent der Muskelmasse und natürlich auch Fettmasse, die unter anderem wichtige Organe ummantelte.

Starke körperliche Beschwerden setzten ein. Die Folgen waren Beschwerden im Magen-Darm-Trakt, Ödeme, Haarverlust, die Körpertemperatur sank ab, Puls und Atmung verflachten, die motorische Kontrolle ließ nach, und die Männer fühlten sich kraftlos. Sie litten unter Schwindel und Kopfschmerzen, sie schliefen schlechter. Viele meiner hungernden Klient*innen berichten mir, dass sie viel zu früh erwachen und oft nur wenige Stunden in der Nacht schlafen. Sie fühlen eine große Unruhe und an Weiterschlafen ist nicht zu denken, als ob der Körper sagen möchte: »Steh auf und hole was zu essen«.

Die Studienteilnehmer gaben an, je länger das Experiment anhielt, umso mehr mussten sie an Essen denken. Ich kenne keine essgestörte Person, die nicht den ganzen Tag ans Essen denkt. Die jungen Menschen sagen, das Essen sei ununterbrochen in ihrem Kopf. Sie können an nichts anderes denken und es mache sie wahnsinnig.

Weiterhin veränderten sich die Essgewohnheiten bei den Teilnehmern. Auch in meiner Arbeit ist dies ein Thema. Übermäßiger Salzkonsum, überwürzen, kleine Teller und Löffelchen benutzen, endloses Rühren, um die Essenszeit zu verzögern, alles klein schneiden - und das ist nur ein Ausschnitt. Eine meiner Klientinnen zerteilte immer den Apfel in 16 Teile. Erst dann konnte sie ihn essen.

Die Studienteilnehmer, die vorher keine Essattacken kannten, litten später unter Heißhungeranfällen. Das Experiment macht deutlich, dass Mangelernährung und ständiger Hunger das Phänomen des Überessens auslösen können. Auch bei Menschen, die das vorher nicht kannten.

Die Männer in dem Experiment entwickelten Befindlichkeitsstörungen. Sie konnten sich schlechter konzentrieren, die Aufmerksamkeit ließ nach und es fiel ihnen schwer, sich zu entscheiden.

Früher führte ich Gruppenveranstaltungen mit essgestörten jungen Frauen durch. Irgendwann kam das Thema Entscheidungsfreudigkeit auf den Tisch. Die Frauen waren erstaunt, dass nicht nur sie das Problem hatten, sondern auch die anderen Mitglieder unter dem Phänomen litten, sich nicht entscheiden zu können. Ich bin davon überzeugt, wenn man den ganzen Tag daran zweifelt, ob es richtig ist, was man gegessen hat, und die Essstörungsstimme immer wieder sagt, das war zu viel, das war falsch, das war zu fettig, verliert man das Vertrauen in die eigenen Fähigkeiten, gute Entscheidungen treffen zu können. Es ist wichtig, ein Ja zum Essen zu sagen, die Erfahrung zu machen, dass die Entscheidung, was auf den Teller kommt, richtig ist. Dann kann der Glaube an die eigene Entscheidungskompetenz wieder neu entstehen.

In der Studie litten die Männer zunehmend an emotionaler Veränderung. So traten Stimmungsschwankungen, Depressionen, Reizbarkeit und Nervosität auf. Bei manchen stellten sich Wutausbrüche ein, ihre Ängste verstärkten sich und Interessen an anderen Dingen und Themen verloren sich. Sie isolierten sich, wollten in Ruhe gelassen werden und hatten auch kein sexuelles Interesse mehr. All diese Störungsbilder sind essgestörten Menschen bekannt.

Die letzte Phase der Studie war die Rehabilitationsphase. Sie dauerte drei Monate, mit dem Ziel, die jungen Männer wieder auf ihre ursprüngliche Kalorienzufuhr zu setzen. Noch nach Monaten hatten die Teilnehmer durchschnittlich 110 Prozent ihres Ausgangsgewichts und 140 Prozent ihres Ausgangsfettgewichtes.[13] Dieser Effekt tritt auch bei stark untergewichtigen Patient*innen bei wöchentlicher Zunahme von 600 bis 700 Gramm während eines Klinikaufenthalts auf. Sie nehmen häufig Fett in der Bauch- und Po-Region zu. Dies belastet natürlich die Betroffenen sehr. Zur Beruhigung: Nach etwa einem halben Jahr verteilt sich das Fett am ganzen Körper und das Gewicht spielt sich wieder auf das Ausgangsgewicht ein. Ein doch sehr beruhigender Gedanke. Es ist ein langer Weg und erfordert viel Kraft und Geduld.

Glücklicherweise werden solche Studien aus ethischen Gründen nicht mehr durchgeführt. Aber eins ist deutlich: Hungern belastet nicht nur den Körper. Auch der Verstand und die Seele werden stark in Mitleidenschaft gezogen. So kann man sich vorstellen, dass bei einem niedrigen Gewicht die oberste Priorität ist, die Zunahme zu forcieren. Erst dann können die Klient*innen ihren Ängsten besser begegnen und die Gespräche im Inhalt zielführender verändern. Der Körper ist eben das Haus, in dem die Seele und der Verstand leben.

HUNGERN:

Über einen langen Zeitraum zu hungern ist gefährlich. Es verlangsamt auch den Stoffwechsel und kann dadurch das Abnehmen erschweren. Gesundes Abnehmen heißt, täglich moderat (300 bis 400) Kilokalorien einzusparen.

Manchen betroffenen Personen ist jedes Mittel recht, das Gewicht zu manipulieren. Neben dem Erbrechen bietet der Markt einige nicht ungefährliche Präparate an. Ich spreche diese offen an und kläre auch auf, welche Auswirkungen sie auf den Körper haben und wie eventuelle Spätfolgen aussehen könnten.

1. DAS ERBRECHEN

Wenn wir uns erbrechen, sind wir entweder an einem Magen-Darm-Virus erkrankt oder wir haben etwas Schlechtes gegessen oder wir leiden unter der Reisekrankheit. In allen Fällen schaltet der Körper auf Notprogramm. Fällt die Entscheidung auf Erbrechen, gibt das Hirn diese weiter an die zuständige Muskulatur. »Wir werden blass, weil das Blut aus den Wangen abgezogen wird und in den Bauch wandert. Unser Blutdruck fällt ab, und der Herzschlag wird langsamer.«[14] Im Mund werden große Mengen Speichel produziert, der die Zähne vor der Magensäure schützen soll. Über nervöse Wellenbewegungen wird jetzt das Essen rückwärts mit Druck nach draußen geschleudert. Eine wahrlich anstrengende Tortur für den Körper. Wir kennen es alle, nach dem Erbrechen völlig erschöpft zu sein. Wenn Bulimiker*innen das einmal oder mehrmals am Tag machen, bleibt das nicht ohne körperliche Folgen. Die aggressive Magensäure kann die Schleimhäute der Speiseröhre angreifen und diese kann sich entzünden. Der Zahnschmelz wird abgebaut und Karies kann verstärkt entstehen. Beim Erbrechen entsteht starker Druck auf den Magen und die Speiseröhre. Es können Einrisse entstehen und der Schließmuskel zum Magen lockert sich, sodass Säure nach oben steigen kann. Man leidet dann unter Reflux.

Durch regelmäßiges Erbrechen kommt der Elektrolythaushalt (Salz- und Mineralstoffhaushalt) komplett durcheinander. Die Niere kann darunter leiden, Flüssigkeitseinlagerungen im Gewebe und lebensbedrohliche Herzrhythmusstörungen können entstehen. Eine sichtbare Folge sind die vergrößerten Ohrspeicheldrüsen, die sich zum Teil auch entzünden.

Bei einer Klientin kann ich durch ihre ausgeprägten Hamsterbäckchen immer erkennen, ob sie wieder in einer Ess-Brech-Phase steckt. Sie sehen, wie wichtig es ist, aus dem initiierten Erbrechen auszusteigen. Wenn Klient*innen nach wochenlangen brechfreien Phasen wieder erbrechen, sind sie immer völlig entsetzt, in welch elendem körperlichen Zustand sie sich danach befinden. Sie können sich später nicht mehr vorstellen, wie sie jemals das tägliche Erbrechen ausgehalten haben.

2. MISSBRAUCH VON ABFÜHRMITTELN

Es kommt nicht selten vor, dass essgestörte Menschen Abführmittel (Laxantien) über Jahre hinweg regelmäßig einnehmen und eine Abhängigkeit entwickeln. Grundsätzlich sollten sie nicht länger als zwei Wochen lang eingenommen werden. Es gibt unterschiedliche Präparate mit unterschiedlicher Wirkungsweise auf dem Markt. Die einen sorgen dafür, dass sich der Stuhl verflüssigt, und die anderen greifen in die Bewegung des Darms ein. Der Stuhl wird über eine beschleunigte Peristaltik durch den Darm geführt.

Dies wirkt kontraproduktiv auf das Gewicht, da die ganze Darmbesiedelung durcheinandergebracht wird. Wir brauchen eine Vielfalt an Bakterien in unserer Darmflora, um effizient Nahrung verstoffwechseln zu können. Über einen langen Zeitraum Abführmittel zu missbrauchen, kann eine chronische Entzündung im Darm hervorrufen. Abführmittel lassen den Darm träge werden und können zu Verstopfungen führen. Ein lebensbedrohlicher Darmverschluss kann die Folge sein. Bei Dauergebrauch entsteht ein akuter Kaliummangel, der zu Herzrhythmusstörungen, Muskelschwäche und Nierenfunktionsstörungen führen kann.

Die Klient*innen, die regelmäßig Abführmittel einnehmen, müssen damit aufhören. Das Ziel ist, langsam das Mittel auszuschleichen. Parallel muss viel getrunken werden, moderate regelmäßige Bewegung und ballaststoffreiche Kost kommen noch hinzu. Hier kann auch über einen Darmbakterienmix die Darmflora unterstützt werden. Wenden Sie sich ruhig an Ihren Hausarzt*Ihre Hausärztin, um unterstützt und medizinisch begleitet zu werden. Aber die Botschaft ist ganz klar: Finger weg von Abführmitteln.

VERSTOPFUNG:

Bei weniger als drei Stuhlgängen pro Woche liegt eine Verstopfung vor. Dreimal am Tag bis zu dreimal in der Woche ist normal, wenn keine Erkrankung vorliegt.

Verstopfungen kommen bei Essstörungen häufiger vor, weil die Ernährung der Darmtätigkeit nicht zuträglich ist.

3. ENTWÄSSERNDE MEDIKAMENTE

Entwässerungstabletten (Diuretika) werden von Ärzt*innen bei bestimmten Krankheiten wie zum Beispiel bei Herzerkrankungen verschrieben. Der Einsatz muss ärztlich begleitet werden. Sie sind niemals zum Abnehmen geeignet. Diese Medikamente leiten Wasser und unter Umständen wichtige Salze wie etwa das Kalium aus dem Körper. Das Herz und die Nieren können Schaden erleiden. Außerdem können Muskelschwäche, Kopfschmerzen, Schwindel und Mundtrockenheit entstehen. Muskelkrämpfe können auf den Flüssigkeitsverlust zurückgeführt werden. Leider bietet das Internet die Möglichkeit, solche Präparate problemlos zu besorgen.

Spielen Sie besser nicht mit dem Gedanken, dies zu tun. Es sind rezeptpflichtige Medikamente, sie dürfen nur von einer Ärztin* einem Arzt verschrieben werden.

ENTWÄSSERUNGSTABLETTEN:

Im Volksmund auch Wassertabletten genannt, kurbeln sie die Harnproduktion an und erhöhen somit die Urinausscheidung. Entwässerungstabletten dürfen nur bei Herzinsuffizienz, Ödemen, Leber- und Nierenschäden eingesetzt werden. Es muss regelmäßig die Mineralkonzentration im Blut kontrolliert werden.

4. APPETITZÜGLER

Geben Sie Appetitzügler in die Suchmaschinen ein, werden Sie häufig auf Verkaufsseiten geleitet, die ihnen das Blaue vom Himmel versprechen. Seien Sie vorsichtig. Sehr oft werden diese vermeintlich harmlosen Präparate mit gesundheitsschädlichen Substanzen versetzt. Von der Ärztin*dem Arzt verschriebene Anorektika greifen in den Hunger- und Sättigungsstoffwechsel im Gehirn ein. Schlafstörungen, Bluthochdruck, Herzrasen und psychische Veränderungen können als Nebenwirkungen auftreten. Außerdem kann man von diesen Präparaten abhängig werden. Daher sind in manchen Ländern wegen der Nebenwirkungen bestimmte Appetitzügler mit entsprechenden Wirkstoffen verboten.

Sollten Sie mit dem Gedanken spielen, sich aus dem Internet einen Appetitzügler zu bestellen, informieren Sie sich erst einmal auf seriösen Internetseiten wie zum Beispiel von der Verbraucherzentrale. Dort bekommen Sie einen guten Überblick, wie Appetitzügler wirken und welche Nebenwirkungen auftreten können. Eins ist klar: Sie helfen nicht, um langfristig Gewicht zu verlieren. Holen Sie sich besser professionelle Hilfe, bevor Sie sich etwas einwerfen, was Ihnen schaden könnte.

EINNAHME VON SCHILDDRÜSENHORMONEN:

Der neueste Trend um abzunehmen: Schilddrüsenhormone können zu Herzrhythmusstörungen, Herzrasen, Bluthochdruck, Schlafstörungen, Zittern, Nervosität, Durchfall, Schwitzen, Verlust von Muskelmasse und Knochenschwund führen. Nach Absetzen des Medikaments kommen die Kilos wieder zurück.

Kapitel 8:

DAS ESS-PROTOKOLL

Das Essprotokoll ist eines der Herzstücke meiner Arbeit. Durch die Protokolle erschließt sich mir, wie die Essstörung ausgelebt wird und wie es meinen Klient*innen daher geht. Die Probleme werden sichtbar. Die protokollierten Tagespläne lassen erkennen, welche Lebensmittel und welche Mahlzeiten überfordern, ob die Portionsgrößen passend sind und Nährstoffe fehlen. Ich erkenne direkt, wenn Getränke genutzt werden, um Hunger abzudämpfen. Ich kann über den Speiseplan feststellen, wie mit den Gefühlen Hunger, Gier, Lust und Sättigung umgegangen wird. Aus den Tagesplänen kann ich die Rituale und Regeln herauslesen.

Wie zum Beispiel:

»Wenn ich fünf Stunden Pause zwischen den Mahlzeiten habe, dann brauche ich nur noch drei Mahlzeiten.«

»Erst wenn ich gelernt/gearbeitet habe, darf ich essen.«

»Zwei Mahlzeiten am Tag reichen aus.«

»Nach 18 Uhr darf nicht mehr gegessen werden.«

»Ich darf nur gesunde Lebensmittel essen.«

»Erst Sport, dann essen.«

Ich lasse das Protokoll wie folgt schreiben, wobei ich je nach Klient*innen Varianten einbaue.

Datum:

Essprotokoll

Uhrzeit	Was esse ich?	Hunger – Appetit Sättigung – Völlegefühl	Bewegung	Gedanken, Gefühle und Situationen, die Hungern, Essattacken und Erbrechen auslösen

Die Uhrzeit gibt wichtige Hinweise über die Esspausen und essfreie Zeiten. Wenn die Pausen zu lang sind, kann dadurch ein Essanfall ausgelöst werden. Wird durch das Protokoll der umgekehrte Fall sichtbar, dass kaum Esspausen eingelegt werden, kann das Hungersignal nicht entstehen. Weiterhin wird der Tag-Nacht-Rhythmus erkennbar.

In der zweiten Spalte erfährt man die Portionsgröße, die Zusammensetzung der Mahlzeiten und eine Aussage über den Energiegehalt. Weiterhin ist zu erkennen, ob ausschließlich fettarme oder Lightprodukte verwendet werden. Fehlinformationen können korrigiert und über eine bedarfsgerechte Ernährung informiert werden.

Die dritte Spalte steht für das Körperempfinden. Wurde aus dem Gefühl des Hungers oder aus anderen Motiven gegessen? Wie ist das Gefühl danach? Fühlt sich der Bauch angenehm, voll oder übervoll an?

Die Bewegungsintensität gibt Auskunft darüber, ob womöglich gar kein oder übertriebener Sport durchgeführt wird. Wir sprechen über die Intention von Bewegung und wie viel normal ist. Das Ziel ist es, bei den Betroffenen, die sich kaum bewegen, erst einmal die Alltagsbewegung zu erhöhen und langsam gelenkschonenden Sport einzuführen. Bei Menschen, die übertrieben Sport machen, muss ein normales Maß gefunden werden. Klientinnen, die einen zu niedrigen Body-Maß-Index besitzen, ist es unabdingbar das alltägliche Sportprogramm zu streichen.

Den Protokollen kann ich auch entnehmen, welche auslösende Situationen bestimmte Gefühle und Gedanken, Essanfälle oder Hungern hervorrufen. Die Klient*innen können verstehen lernen, wann ein Essanfall oder Hungern droht. Sie können Stück für Stück neue Verhaltensweisen aufbauen und einüben, sodass alte Lösungsmuster nicht mehr funktional sind. Außerdem dürfen in die letzte Rubrik alle Gedanken und Gefühle, die sich um das Essen, Erbrechen und Hungern ranken, notiert werden.

Wenn wir uns die Protokolle anschauen wollen, legen mir die Klient*innen ihre Berichte meistens direkt auf meinen Platz. Ich schiebe sie immer zurück und lasse meine Klient*innen selbst die Tage interpretieren. Durch gemeinsames intensives Erarbeiten der Protokolle werden sie geübt darin, ihre Gefühls- und Gedankenwelt, ihre Handlungen auf dem Teller und die Körpersignale zu lesen.

Schon die Tatsache, dass sich ein essgestörtes Kind weigert, über den Speiseplan und über das Essen zu reden, lässt mich genauer hinschauen.

Ich bekam einen Hilferuf von einer Mutter mit einer anorektischen Tochter. Ich wurde durch die behandelnde Kinder- und Jugendtherapeutin empfohlen. Das Mädchen kam vor ihrem 14. Lebensjahr wegen akutem Untergewicht in eine Fachklinik. Sie wollte dort nicht hin und es schien so, als ob sie immer noch wütend darüber ist. Die Situation spitzte sich zu Hause zu. Sie stand kurz davor, wieder in die Klinik eingewiesen zu werden. Im zweiten Gespräch wollte ich wissen, wie und was sie isst. Sie behauptete, dass sie sich nicht erinnern könne, obwohl sie alles abwiegt. Sie mauerte und ihr ganzer Körper signalisierte: Misch dich nicht ein.

Über den Speiseplan zu sprechen stellt eine starke Konfrontation mit der Essstörung dar. Mir war es erst einmal wichtig zu erfahren, warum sie sich so stark im Widerstand befand.

Also stellte ich den Speiseplan hinten an. Wir versuchten herauszufinden, warum meine Arbeit als extreme Einmischung empfunden wurde. Es kam heraus, dass sie wütend auf die Eltern war, die versuchten, ständig das Essen zu kontrollieren. Es nervte sie unendlich und sie war sauer darüber, dass sie nur noch als anorektische Tochter wahrgenommen wurde. Sie war wütend, weil sie vielleicht wieder in die Klinik musste, obwohl sie es nicht wollte. Sie war wütend über die Konflikte, die innerhalb der Familie durch ihre Essstörung zutage traten und bei ihr Schuldgefühle auslösten. Sie war wütend, weil Erwachsene ständig über sie entschieden, ohne sie zu fragen. Sie wurde wütend auf mich, weil ich mich in ihren Speiseplan einmischte.

Selbst entscheiden zu können, ob sie eine Mahlzeit isst, gibt ihr das Gefühl der Autonomie. Sie entscheidet und kontrolliert, sonst keiner. Das galt es zu überprüfen: Stimmt es, dass die Anorexie einem die Möglichkeit gibt, frei Entscheidungen zu treffen, und stimmt es, dass die Anorexie die Möglichkeit bietet, sich von den Eltern unabhängig zu machen?

Diese Annahme ist schlichtweg falsch. Keine Essstörung kann dafür sorgen, dass Kinder heranreifen können, dass sie lernen, Verantwortung zu tragen und lernen, gute eigene Entscheidungen zu treffen. Pubertät und Wachstum werden ausgebremst. Das führt dazu, dass Eltern überwachen und kontrollieren. Sie können ihre Kinder aus Sorge um deren Leben nicht loslassen. Das Vertrauen fehlt, weil sie spüren, wie zerstörerisch eine Essstörung sein kann.

Die Erkrankung hält die Kinder klein und bedürftig, denn sie bleiben abhängig. Eltern, Kliniken und manchmal auch pädagogisches Personal in Wohngruppen entscheiden über sie und selbstbestimmtes Leben rückt in weite Ferne.

Erst als wir das erarbeiteten, verstand sie, dass ich auf Zusammenarbeit und auf Eigenverantwortung auch bei einem 15-jährigen Mädchen setzte, entspannte sie sich ein wenig. Es konnte eine neue Idee entstehen. Gesundwerden bedeutet, sich abzunabeln und unabhängig zu werden. Sie ließ es zu, mir einen Blick auf ihren Teller zu gewähren, und wir entwickelten gemeinsam ein Konzept, das sie in jeder Hinsicht stark macht.

Ich behaupte also, dass ich über die Protokolle erkennen kann, wie es meinen Klient*innen geht, denn es gibt eine Analogie zwischen dem Teller und dem Leben. Um das zu verstehen, möchte ich Ihnen von einer Klientin erzählen, die ich vor ungefähr 15 Jahren kennengelernt habe.

Zu diesem Zeitpunkt führte ich noch Gruppenberatungen für essgestörte Mädchen und Frauen durch. Wir trafen uns, um bestimmte Themen zu besprechen und uns auszutauschen. Als ich wieder mit einer neuen Gruppe startete und die Frauen so allmählich eintrudelten, kam eine sehr schlanke, große Frau herein. Von Anfang an zog sie meine Aufmerksamkeit auf sich. Sie war absolut regungslos und starr. Es war, als ob sich zwischen all die lebendigen anderen Frauen eine Schaufensterpuppe gesetzt hätte. Sie ging und ich hoffte, dass sie das nächste Mal wiederkäme. Sie kam, sie beobachtete mich und ich nahm ihre Not wahr. Ich freute mich, als sie mich ansprach und mich darum bat zu mir in die Einzelberatung kommen zu dürfen. Es war spannend und zutiefst traurig zu hören, wie sie all die Jahre gelebt hatte. Sie joggte, bevor sie zur Arbeit ging. Sie hungerte den ganzen Tag und wenn sie nach Hause kam, aß sie mal mehr, mal weniger und erbrach. Sie schlief meistens erschöpft ein und ein neuer trister Tag begann. Sie hatte kaum soziale Kontakte und bei der Arbeit war sie zurückhaltend und schüchtern.

Sie sprach mit niemandem über ihre Essstörung. Ihr Leben war monoton, ihr Speiseplan immer gleich und nicht ausreichend. Alles Lebendige hungerte sie aus. So starr und leer, wie sie wirkte, empfand und lebte sie das Leben. Die Analogie zwischen Teller und Leben war offensichtlich.

Inzwischen hat sie sich ins Leben zurückgekämpft. Beim Abschied stand eine lebendige, junge Frau in einem bunten Sommerkleid vor mir, bereit, die Farben des Lebens auszuprobieren.

ESSPROTOKOLL SCHREIBEN:

Das Aufschreiben bedeutet, mutig und ehrlich die aktuelle Ausprägung der Essstörung zu schildern.

1. EXEMPLARISCHER SPEISEPLAN EINER ANOREKTIKERIN

Lassen Sie uns gemeinsam auf typisch anorektische Mahlzeiten schauen:

Tagesablauf	Was esse ich?
09.00 Uhr Frühstück:	150g fettarmer Joghurt + 1 Apfel + 2EL Beeren
13.00 Uhr Mittagessen:	1 Körnerbrötchen + Frischkäse + Tomaten
18.00 Uhr Abendessen:	150g Tiefkühlerbsen ohne Fett erwärmt oder 250g Tomaten, gedünstet oder Omelett aus 2 Eiern mit 2 Tomaten oder Zucchini + Kürbis, gekocht und püriert

Vor dem Frühstück führte die junge Frau bereits eine halbe Stunde ein Work-out durch und lernte für die Uni. Ihre Gedanken sind immer gleich: Ich muss mir das Essen verdienen, und die geplanten Mahlzeiten sind zu viel. Die Gefühle sind nicht wahrnehmbar und werden durch die zermürbenden Gedanken überdeckt. Auf Nachfrage sagte sie, sie habe so früh noch keinen Hunger und außerdem müsse sie erst produktiv sein, bevor sie etwas zu sich nehmen dürfe. Sie gestand mir, dass sie jeden Morgen zwanghaft einen Tee aus derselben Tasse trank, den sie zutiefst verabscheute. Nachmittags trank sie zwischen dem Mittagessen und dem

Abendessen noch einen Milchkaffee. Nach ihrer Einschätzung nahm sie so etwa 900 bis 1000 Kilokalorien zu sich.

Beim gemeinsamen Nachrechnen stellte sie fest, dass es bei großzügiger Rechnung mal gerade 700 Kilokalorien waren. Aus meiner Erfahrung schätzen essgestörte Personen in der Regel die Tageskalorienzahl viel zu hoch ein. Sie tricksen, um die Kalorien nach unten zu korrigieren: Das Kerngehäuse eines Apfels großzügig herausschneiden, aber den Apfel voll berechnen, freigiebig die Kalorien aufrunden und Produkte mit niedrigem Fettgehalt wählen. Mit einem Kaffeelöffel das Öl abmessen, anstatt mit einem Esslöffel. So wird schnell aus einer höheren Kilokalorienzahl eine niedrige.

Wir vereinbarten, dass sie die Teetasse mitsamt dem Ekeltee wegwerfen sollte. Sie probierte sich durch das Teeangebot und deckte sich mit unterschiedlichen Teesorten ein. So konnte sie jeden Morgen neu entscheiden, auf welchen Tee sie gerade Lust hatte. Eine gute Übung zu lernen, sich etwas zu gönnen.

Die Tagesstruktur habe ich erst einmal so gelassen und mich mit der Klientin nur um das Frühstück gekümmert. Diese Veränderung löste bereits Angst aus. Um sie nicht zu überfordern, durfte sie sich zwei Wochen an das neue Frühstück gewöhnen. Der Rest des Speiseplans konnte so bleiben. Das Frühstück durfte nicht durch den Wegfall einer anderen Mahlzeit oder mehr Bewegung kompensiert werden. Ich empfahl folgendes Frühstück:

Frühstück:
6EL (60g) Vollkornhaferflocken + 1 mittelgroßer Apfel + 2EL Beeren + 2,5EL (25g) Nüsse + 150g Joghurt (3,5 % Fett)

Wenn Sie jetzt die Kalorien berechnen, werden Sie feststellen, dass das Frühstück 600 Kilokalorien enthält. Ich schaffe immer eine Tagesstruktur von drei Mahlzeiten: Frühstück, Mittagessen und Abendbrot von jeweils 600 Kilokalorien. Benötigt ein Mädchen oder eine Frau 2400 Kilokalorien, brauche ich nur noch zwei Zwischenmahlzeiten mit jeweils 300 Kilokalorien anzusetzen. Außerdem hat das den Vorteil, dass die Mahlzeiten innerhalb der Tagesstruktur ausgetauscht werden können. Die warme Mahlzeit kann von mittags auf den Abend verlegt werden und demzufolge das Abendbrot auf den Mittag. Die Kalorienzahl bleibt gleich. Das 600-Kilokalorien-System schafft Sicherheit und Flexibilität.

Im zweiten Schritt werden alle Gedanken, Gefühle und Erfahrungen zum neuen Frühstück besprochen. Stellen Sie sich eine Waage vor. Was kommt in die erste Waagschale beziehungsweise was spricht gegen die erste Mahlzeit des Tages?

Das Frühstück fühlt sich nicht gut an, denn:

- Es hat viel zu viele Kilokalorien.
- Es ist von der Menge viel zu viel. Danach fühle ich mich so voll.
- Es sorgt dafür, dass ich keinen Hunger bei den anderen Mahlzeiten verspüre.
- Nach dem Frühstück ist mein Bauch vorgewölbt und aufgebläht.
- Wenn ich so viel esse, werde ich fett.

Anorektische Personen empfinden das Gefühl von Hungern als eine Form von Kontrolle. Zu Hungern vermittelt ihnen das Gefühl von Stärke und Überlegenheit. Die anderen Gefühle können durch den Hunger weggedrückt werden und das Gefühl der Leere macht sie stolz. Weiterhin fühlen sie sich durch das Hungern leicht. Normale Portionen und das Gefühl von Sättigung bedrohen das anorektische Gerüst und die Anorexie arbeitet dann mit der Angst. Angst, dass das Frühstück »fett macht« oder eine unfassbare Gier ausgelöst werden kann, die nicht mehr zu bändigen ist. Anfänglich ist die Angst groß, aber je öfter man etwas tut, wie zum Beispiel jeden Morgen ein angemessenes Frühstück essen, desto kleiner wird die Angst. Die Erfahrung zeigt, dass die Kleidung nach 14 Tagen immer noch passt. Womit kann also die zweite Waagschale befüllt werden?

Das Frühstück fühlt sich gut an, denn:

- Ich kann mich besser und länger konzentrieren.
- Ich friere nicht mehr so viel.
- Ich habe mehr Energie und Kraft.
- Meine Laune ist besser.
- Ich brauche für einen Moment nicht ans Essen zu denken.
- Wenn ich ehrlich bin, schmeckt mir das Frühstück.
- Es ist ein schöner Tagesbeginn und ich freue mich immer auf das Frühstück.
- Es fühlt sich normal an.
- Ich bin stolz, dass ich es durchgezogen habe.
- Es fühlt sich gut an, meinem Körper etwas Gutes zu tun.

Mit dieser positiven Erfahrung lässt sich das Mittagessen in Augenschein nehmen. Zur Erinnerung, meine Klientin erlaubt sich mittags ein Körnerbrötchen mit Frischkäse und einer Tomate. Um auch hier auf 600 Kilokalorien zu kommen, erarbeiteten wir Folgendes:

Mittagessen:
1 Körnerbrötchen (45g) + Butter (10g) + 2 Scheiben Käse + 1 Schälchen gemischter Salat mit Öl-Essig-Dressing und zum Nachtisch 4EL Müsli (etwa 40g) und 4EL Joghurt (100g)

Jetzt wird es richtig schwierig, denn das soll und muss alles gegessen werden. Viel zu viel, wird ein innerer Schrei ertönen, und die Angst macht sich bemerkbar. Wir müssen uns anschauen, was die Essstörung für eine Stimme ist. Sie ist zerstörerisch; sie will nicht, dass es den Betroffenen gut geht. Sie will, dass sie verhungern. Kein Gewicht wird richtig sein. Sie treibt die Betroffenen in ein lebensbedrohliches Untergewicht. Sich für das Essen zu entscheiden, bedeutet Unsicherheit und Ungewissheit auszuhalten, und das ist immer schwer. Aber gar nichts zu machen und keine Entscheidung zu treffen heißt Stillstand. Das ist niemals eine Option. Also: Allen Mut zusammennehmen und es einfach tun! Auch hier gilt, keine andere Mahlzeit verkleinern oder mehr Sport treiben.

Im nächsten Schritt schauten wir uns die warme Mahlzeit, in diesem Fall das Abendbrot, an. Sie bestand bei der Betroffenen aus gedünstetem Gemüse oder Omelett, ohne Fett. Sie erinnern sich, fettlösliche Vitamine brauchen Fett, um vom Körper aufgenommen zu werden. Weiterhin fehlen auch in dieser Mahlzeit alle Nährstoffe, die der Körper so braucht. Auch hier gilt die Regel: 600 Kilokalorien verteilt auf folgende Nährstoffgruppen (Kohlenhydrate, Eiweiß, Fette, Vitamine und Mineralstoffe).

Abendbrot
1. 200g gegrilltes Gemüse, zubereitet mit 1EL Olivenöl + 200g Kartoffeln + 1 Soja-Gemüsebratling

oder
2. 300g Zucchini + frische Tomaten + 50g Schafskäse + 200g Gnocchi + Soße aus Zwiebeln, Knoblauch + Olivenöl

oder
3. 150g Hähnchenbrust + 200g Champignons + Zwiebeln + Knoblauch, angebraten in 1½EL Olivenöl + 150g Reis + 150g Zaziki

Die Kür ist es, zwei Zwischenmahlzeiten mit je 300Kcal zu setzen. Hier ist es egal, ob sie am Tage verteilt werden oder eine Zwischenmahlzeit am Abend gesetzt wird.

Sie könnte wie folgt aussehen:
1 Kinder Pinguin und ein Fruchtjoghurt 150g (3,5 % Fett) oder 40g Studentenfutter und ein großer Apfel

oder
3 Reiswaffel mit Schokolade und 1 Apfelsine

oder
1 Cornetto Eis und 1 Apfel

Vor Kurzem nahm ich eine junge Frau auf, die nach dem Klinikaufenthalt mit einem guten Gewicht entlassen wurde. Sie hat in den Wochen zu Hause wieder acht Kilo abgenommen. Da die Magersuchtstimme immer drängender wurde und sie nicht mehr allein klarkam, suchte sie mich auf. Wir sind den Speiseplan durchgegangen und haben ihn ergänzt. Daraufhin erzählte sie mir, dass die warme Mahlzeit am Abend mit ihrer Familie besonders belastend sei. Ich fragte nach, welche Lebensmittelkomponenten in der Mahlzeit besonders Schwierigkeiten machen. Es waren die Kohlenhydratanteile wie Nudeln und Co. sowie die entsprechende Menge. Wir besprachen die Ängste und was sie der Essstörung entgegensetzen kann, um sich zu beruhigen.

Folgende beruhigende Sätze, die sie sich notierte, wurden erarbeitet:

- Ich brauche viele Kalorien, damit ich normalgewichtig werde.
- Ich darf und ich muss mehr essen als meine Mutter.
- Ich sorge gut für mich, um nicht wieder in die Klinik zu müssen.
- Ich möchte nicht mehr, dass die Essstörung mein Essen bewertet.
- Die für die Essstörung zu große Portion ist eine normale Portion für mein Alter.
- Nudeln und Co. sind wichtig, um kraftvoll durch den Tag zu kommen.

Alle drei Gerichte sind mit 600 Kilokalorien berechnet und aus drei Nährstoffgruppen aufgebaut, dem Eiweiß, den Kohlenhydraten und den Fetten. Nicht zu vergessen sind Vitamine und Mineralstoffe, die über Gemüse, Salat oder Obst geliefert werden. Die warme Mahlzeit stellt häufig eine größere Gefahr dar als die anderen Mahlzeiten. In der Vorstellung von Magersüchtigen lässt ein warmes Gericht sie noch mehr ausdehnen und verfetten. Es überfordert sie, und es ist einfach alles zu viel.

Bevor es gar nicht weitergeht, verhandele ich mit den Klient*innen: Gemüseanteil bleibt und muss mit Olivenöl zubereitet werden. Stattdessen werden Kartoffeln, Reis und Nudeln auf die Hälfte reduziert. Der Eiweißbaustein muss bleiben. Aber am Ende wird die warme Mahlzeit Stück für Stück auf die 600 Kilokalorien erhöht. Hier gehe ich lieber anfangs in kleinen Schritten vor, um die Betroffenen nicht zu überfordern. Natürlich muss man sich mit der Zunahme auseinandersetzen. Ohne Zunahme keine Gesundung und nur ein bisschen gesund werden geht nicht.

Die Frage ist, wie sich die Betroffenen beruhigen können. Als Erstes ist immer im Kopf zu behalten, dass die Anorexie ein zerstörerisches Ziel verfolgt. Sie lässt die Betroffenen nicht am Leben teilhaben und versorgt sie nicht gut mit Essen. Sie sollen hungern, Körper, Geist und Seele sollen leiden. Eine Klientin beschrieb mir dieses Bild, wie sie sich mit der Essstörung fühlt:

»Ich sitze mitten in meinem Essstörungszimmer und die Wände sind voll mit Essen tapeziert. Den ganzen Tag kommen die Lebensmittel auf mich zu und ich bin nur damit beschäftigt, sie von mir wegzudrücken. Ab und zu schaue ich durch das Fenster und den anderen beim Leben zu. Dann werde ich unendlich traurig und eine große Hoffnungslosigkeit macht sich breit.«

Jetzt gilt es, jeden Tag neu zu entscheiden, aus diesem Gefängnis herauszutreten. Sollte mal ein Tag sein, an dem es nicht so gut klappt, ist das nicht schlimm. Am nächsten Tag gibt es neue Entscheidungen zu treffen. Überlegen Sie nach der Entscheidung: Wie wird es sich in einer Stunde, nach einem Tag und in einem Monat anfühlen? So wird ein Fuß vor den anderen gesetzt, bis man an der Türschwelle des »Essstörungszimmers« steht und bereit ist hinauszugehen.

Die junge Frau, die das Zimmer beschrieben hat, steht bereits an der Türschwelle und zögert hinauszugehen.

Die Kür besteht darin, noch Zwischenmahlzeiten von 600 Kilokalorien verteilt auf zwei oder auf drei Mahlzeiten zu implementieren. Einige entscheiden sich für einen Snack am Nachmittag und am Abend, andere wollen den Imbiss zwischen Frühstück und Mittagessen. Am Ende ist es nicht entscheidend, wichtig ist, die Kalorienzahl zu erreichen.

Wenn der Speiseplan über einen längeren Zeitraum durchgeführt wird, gewöhnt sich der Körper daran und er findet sein persönliches Gewicht, bei dem er gut funktioniert. Oft kommt dann der Hunger mit einer Wucht, die sich übermächtig anfühlt und Angst macht. Aber auch hier ist durchhalten angezeigt, um mit dem Hungergefühl umgehen zu lernen.

ANOREXIE:

Ausstieg aus der Erkrankung heißt nicht nur zu essen, sondern auch am sozialen Leben teilzunehmen. Je mehr man in der inneren Gedankenwelt der Essstörung verstrickt ist, desto mehr verschließt sich die Welt da draußen.

2. EXEMPLARISCHER SPEISEPLAN EINER BULIMIKERIN

Bulimiker*innen gestalten ihren Speiseplan ganz anders. Es gibt die Hungertage, die dem anorektischen Speiseplan oben sehr ähnlich sind, und es gibt die Esstage, die eher einem normalen Tag entsprechen. An normalen Tagen werden oft Dinge gegessen, die sich die Klient*innen normalerweise nicht erlauben. Damit gehen häufig destruktive und abwertende Gedanken einher, die im Ausmalen von Katastrophen enden. Die Situation mündet in einem Ess-Brech-Anfall. Es gibt Klient*innen, die das Essen einmal am Tag herausbefördern, andere erbrechen fast alle Mahlzeiten. Exemplarisch schauen wir uns hier das Protokoll einer meiner Klientinnen an:

Tagesablauf	Was esse ich?	Gefühle und Gedanken
07.15 Uhr	Kaffee	Plane meinen Lerntag.
08.15 Uhr	Normale Portion Müsli	Ich spüre eine große Anspannung.
10.00 Uhr	Einen Apfel	Ich bin verfressen, esse schon wieder und mit dem Lernen klappt es auch nicht, ich bin faul.
11.00 Uhr	Belegtes Brötchen	Ich lege schon wieder eine Pause ein, mein Kopf ist leer und ich denke nur ans Essen, es ist alles so sinnlos.
13.00 Uhr		Ich gehe ins Bett, bin extrem unruhig, stehe wieder auf und koche.
14.00 Uhr	Eine gute Portion Nudeln mit einer Tomaten-Gemüse-Käse Soße	Ich bin vollgefressen und empfinde Ekel, ich schaffe nichts, ich versage. Der Gedanke, ich muss abnehmen, setzt sich fest. Endlich schlafe ich ein, ich wache auf und will nur noch essen.
17.30 Uhr	Noch mehr Nudeln, Kekse während einer Fernsehserie	Ich halte es nicht mehr aus, mir ist übel und ich erbreche seit Langem wieder. Was für ein Scheißtag, ich verachte mich dafür, ich versage und bekomme mein Leben nicht auf die Kette.

Was fällt auf? Als Erstes, der Speiseplan weist keine großen Auffälligkeiten bis 14 Uhr auf. Es gab ein Frühstück, Zwischenmahlzeiten und ein Mittagessen. Die Portionsgrößen sind normal. Was uns ins Auge fällt, sind ihre Gedanken und ihre Gefühle. Sie spricht bereits beim Frühstück von einer großen Anspannung. Die Anspannung wird verstärkt durch das Essen des Apfels und des belegten Brötchens um elf Uhr. Sie erlaubt sich die Zwischenmahlzeiten eigentlich nicht und bewertet dies als zu viel. Im nächsten Schritt wertet sie sich selbst ab: »Ich bin verfressen«, »Ich bin faul«. Anspannung und Verzweiflung wachsen. Sie will nicht mehr denken und fühlen. Sie steht auf und isst, schläft ein und isst noch mehr. Der ganze Druck entlädt sich im Nudeln-Kekse-Essen und im Erbrechen.

Am Ende verfällt sie in ihr persönliches Horrorszenario. Demnach wird sie das Studium nicht schaffen und nie für ihren Lebensunterhalt sorgen können. Sie wird immer abhängig von den Eltern bleiben. Sie wird nie normal essen, immer zwischen Hungertagen und Fresstagen leben und kotzen und kotzen. Sie wird verfetten und nie einen Mann finden, nie eine Familie gründen können. Ihr Leben wird traurig enden.

Es ist nicht untypisch für essgestörte Menschen, nach so einem Tag in eine Endzeitstimmung zu geraten, in der nichts mehr möglich ist. Ich hatte einmal eine Sitzung mit einer jungen Klientin, die sich wegen einer mittelmäßigen Note in einem Gefühls- und Gedankencocktail verfing. Daraus erwuchs das Gefühl von Versagen und Angst. Sie fing an, sich mit einer hohen Aggression abzuwerten: »Wie blöd bist du eigentlich, du Vollversagerin? Du wirst nie dein Abitur schaffen, dann wirst du noch nicht einmal eine Ausbildungsstelle bekommen und irgendwo als Klofrau enden.« Die Situation es(s)kalierte – ein passendes Wortspiel einer Klientin – in einem Ess-Brech-Anfall.

Viele meiner Klient*innen müssen lernen, den Moment zu erwischen, der die Es(s)kalation einläutet. Das war in dem beschriebenen Fall der Bulimikerin nicht abends um 17.30 Uhr, sondern um elf Uhr, als sie das Brötchen aß und die Zwischenmahlzeit negativ bewertete. Darauf folgte mit einiger Aggressivität die starke Selbstabwertung. Das hatte zur Folge, dass sie sich geschwächt, klein und handlungsunfähig fühlte. Die Anspannung und der Druck wurden unerträglich groß, bis sie sich in einem Ess-Brech-Anfall entluden. Wir schauen uns die Gedanken- und Gefühlsspirale genauer an.

»Regelverstoß«: Brötchen als Zwischenmahlzeit essen

- Negative Bewertung (zu viel und Brötchen als Zwischenmahlzeit darf nicht sein)
- Starke Selbstabwertung (ich bin verfressen und faul)
- Ich-Schwächung (ich schaffe nichts, ich versage, ich bekomme mein Leben nicht auf die Kette)
- Ein hoher Druck entsteht: Druckentladung durch einen Ess-Brech-Anfall

Die Betroffenen lernen mit der Zeit, Situationen einzuschätzen und die Gefahr wahrzunehmen, wann ein Ess-Brech-Anfall drohen könnte. Ein imaginäres Schild leuchtet vor dem inneren Auge auf: Vorsicht, Gefahr!

Wenn bestimmte auslösende Gefühle und Gedanken zusammenkommen, ist das ein Signal innezuhalten und wahrzunehmen. Es gilt jetzt, diesen automatisierten Prozess zu durchbrechen, um einen Ess-Brech-Anfall zu vermeiden. Das könnte folgendermaßen aussehen:

Bei einem »Regelverstoß«, zum Beispiel das Brötchen als Zwischenmahlzeit zu essen, entsteht eine negative Bewertung (zu viel und Brötchen als Zwischenmahlzeit darf nicht sein).

Wahrnehmungsübung:

In dem Moment taucht vor meinem inneren Auge ein Schild auf: **»Vorsicht, Gefahr!«** Ich nehme wahr, wie es mir geht, ohne die Gefühle und Gedanken zu bewerten. Ich spüre weiter nach und überlege, wie ich mich beruhigen und welche Maßnahmen ich ergreifen kann.

Im Grunde besteht der erste Schritt darin, Gefahrensituationen zu erkennen. Im Moment zu bleiben und zu spüren. Das ist tatsächlich schon die halbe Miete. Der nächste Schritt ist, eine Situation nicht zu bewerten. Das Geschehene, also um elf Uhr Brötchen gegessen zu haben, ist nichts, was beunruhigen sollte. Nur die Einordnung, dass dies zu viel sei, löst die Angst aus.

Die auslösende Situation für einen Essanfall kann auch ein über den Tag verursachter Mangel sein. Angenommen, eine meiner Klient*innen beginnt den Tag mit dem Gefühl, sie sei über Nacht verfettet. Jetzt beschließt sie, weniger zu essen. Sie beginnt den Tag mit einem Milchkaffee und einem Joghurt und Obst. Um zwölf Uhr hat sie wirklich großen Hunger und erlaubt sich lediglich einen gemischten Salat. Als Zwischenmahlzeit isst sie einen Apfel, und abends mündet das Ganze dann in einem Essanfall.

Die Klientin musste den Tag über das Verlangen nach Essen wegdrücken. Das Gefühl, Essen zu brauchen, kann am Abend so übermächtig werden, dass die Kontrolle nicht mehr möglich ist und ein Essanfall folgt. Das auslösende Gefühl beginnt bereits am Morgen mit einem unangenehmen Körpergefühl, verbunden mit dem Gedanken: Ich muss Diät halten. Um zwölf Uhr verspürt sie bereits einen ganz starken Hunger, der mit dem Salat nicht befriedigt werden kann. Jetzt muss der Hunger verdrängt werden und entlädt sich abends in einen Fressanfall.

Es liegt auf der Hand, dass sich auch meine bulimischen Klient*innen mit einem adäquaten Speiseplan versorgen müssen. Hier gilt natürlich, sich an den erarbeitenden Speiseplan auf Seite 89 bis 95 mit drei Mahlzeiten und zwei Zwischenmahlzeiten zu orientieren. Somit können wir ausschließen, dass drängender Hunger und eine Unterversorgung des Körpers zum Auslöser eines Ess-Brech-Anfalls werden.

MISSERFOLGE:

Es handelt sich um Lernprozesse, an denen wir wachsen können.

3. EXEMPLARISCHER SPEISEPLAN EINER BINGE-EATERIN

Auch hier ist der Umgang mit dem Essen und den Mahlzeiten typisch. Manchmal gibt es Tage, die kommen einem Diättag gleich. Dann sind wiederum ganz normale Zeiten zu finden und dann Tage, an denen überbordend viel Essen verschlungen wird. Es ist nicht unüblich, dass Klientinnen abends bei verschiedenen Lieferdiensten unterschiedliche Menüs bestellen und in kürzester Zeit alles verschlingen. Eine meiner Klient*innen hat das Bingen regelrecht zelebriert. Sie legte den ganzen Boden mit Essen aus und aß sich durch die Lebensmittelstraße, bis sie bewegungsunfähig war. Am Ende ging gar nichts mehr. Der Zustand, der dann folgte, kommt einem Koma sehr nahe. Sie war reglos, sie konnte nicht mehr denken und fühlen. Anschließend kamen die Schuldgefühle, die Scham war groß. Sie wurde panisch, weil sie sich große Sorgen um ihr Gewicht machte, und sie begann den nächsten Tag mit einer Diät. Der nächste Heißhungeranfall und Kontrollverlust ist vorprogrammiert und das ganze Spiel geht von vorne los. Nur für einen kurzen Moment schützt das Essen vor den destruktiven Gedanken und Gefühlen. Nach dem Essanfall schämen und verurteilen sich die Betroffenen; sie sitzen in einer Falle fest.

Essprotokoll

Uhrzeit	Was esse ich?	Gefühle und Gedanken
10.45	Tagesbeginn	Verdammt schon wieder so geschlafen. Die Vorlesungen finden schon wieder ohne mich statt. Wie soll ich jemals mein Studium schaffen?
11.00	6 Toast mit Kinderwurst und Nutella	Irgendwie bin ich noch nicht satt.
12.00	1 Tafel Schokolade	Ich wühle im Schrank und finde 1 Tafel Schokolade. Alles viel zu viel! Verdammt, ich werde immer fetter.
14.00	1 Lasagne aus der Kühlung 1 Croissant, 2 Stücke Kuchen, Cola	Ich bin müde und schlafe zwei Stunden. Ich bin völlig im Eimer. Gehe zum Bäcker und kaufe und kaufe. 1 Croissant, 2 Stücke Kuchen und trinke dazu Cola. Ich will nicht mehr denken und fühlen. Ich netflixe und esse weiter, bis mir schlecht ist. Ich habe den Überblick verloren und schlafe erschöpft ein.

Als Erstes bespreche ich mit meinen Klient*innen, dass das Thema Abnehmen kein Beratungsgegenstand ist. Es ist nicht möglich, mit Fressanfällen Gewicht zu verlieren. Da würden wir das Pferd von hinten aufzäumen. Mich interessiert das Gewicht nicht wirklich, da es erst einmal keine Relevanz in der Beratung hat. Es entlastet meine Klient*innen sehr, nicht das Gewicht als Messlatte des Erfolges zu sehen. Wir fokussieren uns auf einen ausgewogenen, normalen

Speiseplan und auf die Essanfälle. Der Speiseplan enthält die klassischen drei Mahlzeiten mit Zwischenmahlzeiten. Es sollten Esspausen eingehalten werden, in denen lediglich Wasser oder ungesüßte Tees getrunken werden, damit Hunger wieder wahrnehmbar wird. Kaffee ist kein geeignetes Getränk, weil er den Hunger dämpft und bei manchen Menschen Völlegefühl verursacht.

Bevor wir den Essanfällen auf den Grund gehen, wird jeden Tag geübt, normale Portionsgrößen einzukaufen, zuzubereiten und zu essen. Hierzu finden Sie eine Tabelle auf Seite 104/105. Die Portionsgrößenangaben gehen aus der Empfehlung der Deutschen Gesellschaft für Ernährung hervor.

Meine Klient*innen leben häufig in Extremen und oft am Limit. Entweder ganz oder gar nicht, sie essen oder hungern, gammeln oder sporteln, erlauben oder verbieten, nehmen ab oder zu, sind aktiv oder depressiv, schlank oder dick, kontrolliert oder unkontrolliert. Sie pendeln von einem Extrem ins andere. Man kann sich vorstellen, wie anstrengend das ist und wie sich die Gesamtsituation verhärtet. Es gibt kein Dazwischen. Ich ermutige meine Klient*innen, sich mit dem Hunger und Essen auseinanderzusetzen und nicht eine Vermeidungshaltung anzunehmen. Ruft ein bestimmtes Nahrungsmittel, was besonders gemocht wird und befriedigt, die Angst auf den Plan, alles sofort verschlingen zu wollen, wird dieses Nahrungsmittel in der Regel gemieden. Man verzichtet lieber darauf, bevor es einen Heißhungeranfall auslöst. Aber der Hunger bleibt. Jetzt wird dieses Verlangen mit der Angst gekoppelt – der Druck steigt und löst einen Essanfall aus.

Sich etwas zu verbieten schürt den Widerstand und die Gier. Verbote machen Angst, wütend und traurig. Sie beinhalten eine Drohung: Hältst du dich nicht an das Verbot, dann passiert etwas Schlimmes. In unserem Fall: Du wirst fett, wenn du es nicht lässt! Verbote begrenzen aber nicht, weil sie von innen heraus entstehen, sondern weil die Essstörung es vorschreibt. Sie lösen also nicht das Problem, sie verstärken es. Das Ziel ist aber, Erfahrungen zu machen, die es uns erlauben zu entscheiden: Das will ich oder das will ich nicht. Aufmerksam die Körpersignale zu erkennen und darüber eine natürliche Begrenzung zu erfahren. Jetzt bin ich satt und höre auf. Jetzt ist mein Süßhunger gestillt und ich lege die Süßigkeiten weg. Nein, das möchte ich gerade nicht essen. Verbote und strenge Regeln halten uns davon ab, diese Entscheidung zu treffen.

Vor vielen Jahren arbeitete ich mit einer jungen Frau zusammen, die nicht in der Lage war, den Verzehr von Süßigkeiten zu begrenzen. Sie verschlang alles, was ihr in die Finger kam. Danach war sie vollkommen frustriert; sie fühlte sich wie eine Versagerin und eine große Hoffnungslosigkeit machte sich breit.

Ich bat sie in einer Sitzung zu erzählen, was ihr so zum Thema Süßigkeiten einfiel. Ich hörte zu und schrieb es auf. Die Klientin wuchs bei einer Mutter auf, die sehr strenge gesundheitsbezogene und ökologische Grundsätze hatte. Die einzige Süßigkeit im Haus war Früchtebrot, etwas anderes gab es nicht. Nur wenn sie Freundinnen besuchte, bot sich die Gelegenheit, Süßigkeiten zu essen. Dort gab es häufig eine Schublade mit unterschiedlichen Naschereien.

Für meine Klientin begann ein innerer Entscheidungskampf, welche Leckerei aus der Schublade sie auswählen sollte. Es sollte auf jeden Fall das Beste sein, aber sie wollte durch ihre Wahl den anderen auch nichts wegnehmen. Diese Tortur wiederholte sich mit jedem Besuch bei einer Freundin und es blieb ein schwieriges Unterfangen. Irgendwann, etwa mit elf Jahren, begann sie, sich mit ihrem Taschengeld Naschwaren zu kaufen. Sie aß sie nicht sofort. Sie verknüpfte das Süßerlebnis mit einer Aufgabe oder einer Pflicht. Erst musste sie ein Musikstück auf dem Klavier üben, dann belohnte sie sich dafür mit der süßen Verführung. Dieses Muster setzte sie als Erwachsene fort. So musste der wissenschaftliche Text gelesen werden, bevor sie zur Süßigkeit greifen durfte.

Wenn sie sich die Absolution, Süßigkeiten zu essen, erteilte, verlor sie meistens die Kontrolle. Sie standen ganz oben auf ihrer Verbotsliste, was wiederum ihre Gier schürte. Den Verzicht empfand sie als verpasste Gelegenheit und das Leben hatte nicht mehr die Qualität, die sie sich wünschte.

Lebensmittelkategorie	Normalportion	Portionen pro Tag
Getränke	1,5–2 l Wasser, 2 Tassen Kaffee und/oder Tee	1 Getränkeportion pro Tag plus Kaffee oder Tee
Obst	1 Stück Obst (z. B. 1 Banane, 1 Apfel, 2 Mandarinen), 150–200 g loses Obst (wie Erdbeeren oder Trauben)	2 Obstportionen pro Tag
Gemüse	als Beilage: 200 g, als Hauptgericht: 300 g, als Rohkost: 150 g	2–3 Gemüseportionen pro Tag, z. B. 200 g Ofengemüse und 200 g Rohkost
Kartoffeln/ Kartoffelprodukte	als Beilage: 200 g, als Hauptgericht: 300 g, Kartoffelbrei: 200 g, Kartoffelsalat: 200 g, Gnocchi: 200 g	1 Kartoffelportion pro Tag
Hülsenfrüchte	Roh 70 g	1 Hülsenfrüchteportion pro Tag, z. B. 70 g Kichererbsen
Getreide	Reis, Hirse, Couscous, Bulgur oder Weichweizen als Beilage: 60 g, als Hauptgericht: 60–80 g, Nudeln als Beilage: 60–80 g roh, als Hauptgericht: Nudeln und Tortellini gekocht 200–250 g	1 Getreideportion pro Tag

Lebensmittelkategorie	Normalportion	Portionen pro Tag	
Getreide-Produkte	1 Scheibe Brot (circa 40–50 g) oder 1 Brötchen oder 4 Scheiben Knäckebrot oder Getreideflocken (50–60 g)	4–5 Getreideportionen pro Tag, z.B. 1 Scheibe Brot, 1 Brötchen, 1 Portion Müsli, 1 Portion Couscous	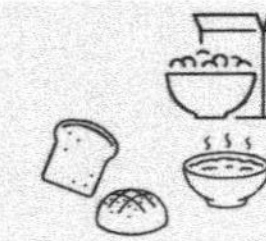
Milch und Milchprodukte	150–250 g Joghurt oder Quark oder 1 Becher Milch oder 1–2 Scheiben Käse (circa 40 g)	3 Milchportionen pro Tag, z.B. 1 Becher Milch im Müsli, 1 Joghurt und 1 Portion Käse	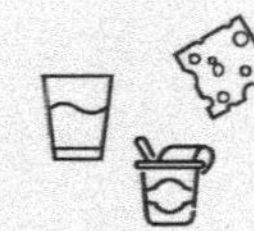
Süßspeisen	Pudding, rote Grütze 125 g, Eiscreme 65–100 g	1 Süßspeisenportion pro Tag	
Vegetarische Produkte	150 g Bratling, 100 g Tofu/Feta, 50 g Käse zum Überbacken, 1 Ei	1 vegetarische Portion pro Tag	
Fleisch/Fisch	100–150 g Fleisch, 100–150 g Fisch	je 1 Fleisch- oder Fischportion 2 x pro Woche	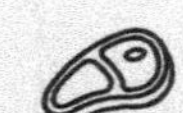

Was war da passiert? Die Klientin hatte bereits als Kind die Süßigkeiten überidealisiert. Sie hatte dem Ereignis, diese zu essen, eine besondere Bedeutung zukommen lassen und verklärte die Naschereien. »Süßigkeiten machen meinen Alltag und mein Leben schöner. Wenn ich darauf verzichten muss, fühlt sich mein Leben nicht so gut an.« Bei der Betrachtung dieser Verknüpfung kann man verstehen, wie hochexplosiv und emotional das Essen von Süßigkeiten sein kann.

Die junge Frau konnte als Kind in ihrem Elternhaus nicht den Umgang mit Süßigkeiten erlernen. Mit Früchtebrot kann man keine Lernerfahrungen sammeln. Jetzt war es an der Zeit, die Süßigkeiten vom Thron zu holen und das Verbot aufzuweichen. Meine Klientin verstand, warum die Süßigkeiten so einen Magnet darstellten. Diese Erkenntnis schaffte schon Entlastung und half, aus der Selbstverurteilung herauszukommen. Sie durfte jeden Tag eine Portion Süßigkeiten kaufen und essen. Sie aß sie immer nach einer Mahlzeit, um die Situation zu vermeiden, über den Hunger in einen Süßigkeitenrausch zu fallen. Sie legte keine Vorräte mehr an und kaufte keine Großpackungen mehr. Stattdessen suchte sie sich jeden Tag an der Kasse eine Süßigkeit aus.

Ich empfehle, keinen Vorrat anzulegen. Man kann den Eindruck gewinnen, dass fast jeder Haushalt inzwischen eine Schublade besitzt, die mit Süßigkeiten und Knabbereien gefüllt ist. Auch wenn man keine Essstörung hat, macht so eine Schublade keinen Sinn. Bei Menschen, die ein Essproblem haben, ist diese Schublade erst recht ein Anziehungsort, der sie nicht loslässt. Vorrat verführt und bringt die Klient*innen in Not. Wir schauen uns das mal genauer an.

Werden unangenehme, belastende Gefühle empfunden und ein Vorrat mit unterschiedlichen Nahrungsmitteln ist vorhanden, entsteht ein starker Essimpuls. Die Gedanken kreisen jetzt nur noch um das Depot mit den Leckereien; der Druck steigt, bis ein handfester Essanfall unvermeidbar ist. Der wiederum löst ein Gefühl des Versagens aus. Anschließend entstehen Gefühle wie Wut,

Scham, Hilflosigkeit und Angst – unangenehme Gefühle, die wiederum einen Essanfall auslösen können.

Meine Klient*innen sollen ohne jegliche Verbote neue Erfahrungen machen und daran wachsen, um irgendwann selbstbestimmt handeln zu können. Keinen Süßigkeitenvorrat anzulegen schafft erst einmal Sicherheit. In einem stabilen emotionalen Zustand darf nach Bedarf direkt an der Kasse eines Supermarktes eine Portion Süßigkeiten gekauft werden, um sie im Laufe des Tages zu essen.

VORRAT:

Vorräte von Leckereien sind verführerisch und sollten abgeschafft werden. Somit beugen Sie einem Kontrollverlust vor.

Kapitel 9:

DIE REBELLIN ERZÄHLT DIE GESCHICHTE IHRER ESSSTÖRUNG (BINGE-EATING-DISORDER)

Menschen, die einen gesunden Zugang zu den Signalen Hunger und Sättigung haben, werden nicht verstehen können, warum manche sich mit Essen bis zur Schmerzgrenze zustopfen und dadurch ein starkes Übergewicht in Kauf nehmen. Um das zu verstehen, schauen wir uns die vorliegende Geschichte an.

Die Betroffene litt schon lange an regelmäßigen Essanfällen und an Übergewicht. Als sie zum Erstgespräch kam, gab sie sich selbstbewusst. Sie füllte den Raum mit ihrer Präsenz, ihrer klaren Sprache und Lautstärke. Gleichzeitig nahm ich ihren Stress und ihre Unsicherheit wahr. Sie war gut darin, den Eindruck zu vermitteln, dass eigentlich alles okay sei.

DIE REBELLIN

»Es ist schon ganz früh passiert, dass ich keine normale Beziehung zum Essen hatte. Bereits in der Grundschule kaufte ich mir ganz viele Süßigkeiten, um sie außer Sichtweite meiner Eltern zu essen. Außerdem verteilte ich sie an meine Mitschüler, um mir Sympathien zu erschleichen. Da war Essen schon viel mehr als nur, ich habe Hunger oder gerade Lust auf etwas. In der Grundschule fingen auch die Hänseleien über mein Aussehen an und meine Eltern waren auch der Meinung, jetzt müssen wir doch mal auf das Essen aufpassen. Ich persönlich habe mir keine Gedanken über meine Figur gemacht. Ich war eher sauer darüber und fand es unfair, dass man mir die Süßigkeiten zuteilte und meine Familie durfte essen, so viel wie sie wollte. Alle waren ja auch schlank und sportlich, und ich war dick.

So begann mein Doppelleben mit dem Essen. Zu Hause aß ich, was man mir gab. So zeigte ich meinen Eltern, dass ich auf das Essen achten konnte oder auch mal nichts aß, wenn es in der Familie Stress gab. Auf der anderen Seite stopfte ich mich heimlich in meinem Zimmer oder in der Schule mit Süßigkeiten voll. So wurde ich immer dicker. Natürlich flog das alles auf und dann haben sich meine Eltern ein pädagogisches System ausgedacht. Wenn ich Lust auf Gummibärchen hatte, sollte ich das sagen, und dann gab es anstatt Süßigkeiten eine Umarmung. Das ging auch nur eine Zeit lang gut und leider ist es heute immer noch so, dass ich in schlechten Momenten auf Süßes zurückgreife und es sich wohlig und warm anfühlt, eben wie eine Umarmung.

Nichts half, also wurden andere Maßnahmen ergriffen. Sie schleppten mich zur Ernährungsberaterin. So wusste ich bereits in der vierten Klasse, wie die Ernährungspyramide aussah und kannte vor allem den roten Bereich. In diesem durfte man nichts oder nur wenig essen. Meine Eltern setzten die Empfehlungen penibel um. Sobald aber herauskam, dass ich mich wieder mal nicht daran gehalten habe, wurde ich mit Hausarrest, Taschengeldentzug und Fernsehverbot bestraft. Es gab wegen mir riesigen Stress und sehr viel Streit. Ich war ein ständiges Ärgernis.

In der weiterführenden Schule fingen dann die richtigen Diäten an, wie Low Carb, Keto-Diät; nichts führte zum Erfolg. Dann wurde es immer exotischer und experimenteller. So musste ich drei Wochen eine Akupunkturnadel im Ohr tragen oder ich wurde hypnotisiert. Wieder half nichts. Vor allem meine Mutter setzte viel Energie daran, um mich schlank zu kriegen. Sie war schließlich zu Hause und somit für die Kindererziehung verantwortlich.

Ich war schon ziemlich wütend auf meine Eltern und lehnte sie auch ab, weil sie mich nicht so annahmen, wie ich eben war, und sie mich nie fragten, wie ich die Sache sah und was ich wollte. Das Ganze schwappte auch auf andere Themen über. Ich war zum Beispiel immer eine gute Schülerin. Sobald ich aber eine schlechte Note schrieb, wir sprechen hier von einer Zwei minus, wurde sofort reagiert. Schon damit bloß nicht auch dieser Bereich so entgleiste wie das Essen.

Ich hätte mir so sehr bedingungslose Akzeptanz gewünscht und dass sie mir einfach vertrauen, dass ich das hinbekomme. Natürlich wurde ich schon mal gelobt oder ich habe mal eine Belohnung bekommen. Aber es war eben merkwürdig. Meine Eltern hatten so eine Art Rechensystem. Wenn ich das gut gemacht habe, dann bekam ich etwas dafür. Wenn ich das und das falsch gemacht habe, wurde ich bestraft.

Jeder Schritt von mir und jede Entscheidung wurde kommentiert und strikt kontrolliert und hatte immer eine Konsequenz. Im Rückblick glaube ich, dass diese Erziehung dafür sorgte, dass ich heute nicht in der Lage bin, selbstständig zu handeln. Im Grunde warte ich immer noch darauf, dass mir jemand zuruft, mach das so oder das so, räum dein Zimmer auf und hör auf zu essen. Diese Erziehung sorgte dafür, dass ich Essen mit Emotionen verknüpfe, dass ich bei Süßigkeiten keine Grenzen wahrnehme, dass ich das Essen als ein Ventil benutze. Ich kann mich noch heute nicht disziplinieren und etwas durchziehen. Diesbezüglich stecke ich in den Kinderschuhen und weiß einfach nicht, wie das geht.

Ich fühlte mich in meiner Familie wie das Problemkind. Ich war das schwarze Schaf und wegen mir hing oft der Haussegen schief. Mir wurde auch gesagt, dass ich an allem schuld sei und sie nicht verstehen, dass ich nichts ändere.

Ich fühlte mich so reduziert auf das Körperliche und abgewertet. Noch heute werfe ich mir vor, dass ich faul bin, dass ich zu wenig Selbstdisziplin habe und ich ein schwacher Mensch bin. Dass ich nur meinen Trieben folge und nur das mache, was mir Spaß macht, und die Dinge, die erledigt werden müssen, von mir nicht gemacht werden.

Kann man mich bedingungslos lieben? Ich glaube das nicht. In Kontakt mit anderen bin ich ganz unsicher. Ich kann mir nicht vorstellen, dass Menschen grundlos nett zu mir sind oder mich nett finden könnten. Wenn es doch so ist, dann kann ich es nicht annehmen, weil ich es nicht verdient habe. Wir mussten uns schließlich zu Hause alles erarbeiten. Wollte ich irgendwohin gebracht werden, musste ich vorher etwas dafür tun. Nichts war umsonst. Beim Essen ist es nicht anders. Esse ich, ist in meinem Kopf, du musst die Kalorien verbrennen, sonst quälen mich Schuldgefühle. Das alles macht mich schon lange traurig. Andere Familien erlebte ich viel entspannter und hilfsbereiter; sie haben ihren Kindern viel mehr Freiheiten gelassen.

Manchmal zirkulieren so viele Gefühle in mir, dass mir das Essen hilft, mit mir zurechtzukommen und den Druck zu lindern. Ich fühle mich im Umgang mit anderen wie eine Hochstaplerin. Sie könnten sehen, dass ich nur so tue, ich aber so nicht bin. Meine Mutter kam früher manchmal vom Elternsprechtag nach Hause und erzählte, wie die Lehrer von mir schwärmten, da ich so engagiert und so eine gute Schülerin sei. Sie war jedoch sehr verwundert darüber, zumal sie ein anderes Bild von mir hatte. Da kam ich mir immer schon wie eine Betrügerin vor.

Meine Beziehung zu meinen Eltern, vor allem zu meiner Mutter, ist immer schwierig. Ich liebe sie abgöttisch und möchte ihnen nahe sein, werde aber immer wieder verletzt, weil ich so, wie ich bin, nicht angenommen werden kann. Es ist so schwer, einen Weg zu finden, sich zu lösen, Grenzen zu ziehen und deutlich zu machen, das ist mein Leben. Dann bekomme ich schreckliche Angst, meine Eltern zu verlieren oder mich von ihnen zu entfernen.«

Das erste Anliegen an meine Klientin war, dass sie unter keinen Umständen ihren Eltern von unserer gemeinsamen Arbeit erzählte. Ich wollte jegliche Einmischung und Gängelei vermeiden. Das erste Ziel unserer Arbeit war nicht etwa abzunehmen, sondern die Essanfälle einzudämmen und ein normales Essverhalten zu erlernen. Ihre persönliche Autonomie muss sie sich noch erkämpfen, denn sie befindet sich zu großen Teilen in einem starken Abhängigkeitsverhältnis zu den Eltern. Es ist ein Glück, dass sie inzwischen studiert und einen eigenen Haushalt hat, somit kann die Ernährungsberatung allein ihre Angelegenheit sein. Mischen sich die Eltern ein, entsteht Druck, sodass die junge Frau wieder Erfolge verbuchen möchte. Dies können wir gerade gar nicht gebrauchen. Das ständige Einmischen und zu starre Regeln führten zu Hilflosigkeit und Desorientierung.

Meine Klientin weiß nicht, wie viel sie wovon braucht. Ihr fehlt jede Orientierung auf dem Teller und auch im Leben. Wie sieht eine normale Portionsgröße aus? Wie kann ich ein Stoppzeichen setzen und aufhören zu essen? Was ist der Unterschied zwischen Hunger und Appetit? Wie gehe ich mit meiner Gier um und dem Gefühl, alles haben zu wollen? Das ist nur ein kleiner Ausschnitt der Fragenliste. Es geht darum, aktiv wahrzunehmen, neue Erfahrungen zu sammeln und daran zu wachsen. Die richtigen Fragen zu stellen, damit die junge Frau herausfinden kann, was sie braucht, damit es ihr besser geht. Das schließlich kann niemand anderes beantworten als sie selbst. Sätze wie: Du musst, du sollst, du darfst nicht, verhindern Eigenwahrnehmung, Abgrenzung, Eigenständigkeit und Selbstverantwortung. Selbstdisziplin und Selbstregulation können nicht mit rigiden Kontrollsystemen erlernt werden. Und genau deswegen möchte ich, dass sie selbst entscheidet, wann sie Ja sagt und wann Nein. All das lässt sich wunderbar schon auf dem Teller üben. Vor allem möchte ich sie ermutigen, freundlich und fürsorglich zu sich selbst zu sein, Rückfälle nicht als einen Moment des Versagens zu sehen und sich nicht zu bestrafen, sondern hinzuschauen, nachzuspüren und sich die Frage stellen, was da gerade passiert ist.

»Es gibt Eltern, die bestimmte Eigenschaften, Fähigkeiten und Verhaltensweisen von ihrem Kind abverlangen, obwohl es gegen seine Natur oder Eigenart ist.«[15] Wenn das Kind davon abweicht, bekommt es Enttäuschung zu spüren und reagiert eventuell mit übermäßiger Anpassung.

Genau das möchte ich vermeiden, dass meine Klientin wieder einmal um jeden Preis versucht, schlank zu werden, um die Erwartungen der Eltern zu erfüllen, dann möglicherweise keine sichtbaren Erfolge präsentieren zu können und sich als Versagerin zu fühlen. Das wiederum löst starke Minderwertigkeitsgefühle aus und der ganze Gefühlscocktail kann massive Fressanfälle hervorrufen.

Über starke Reglementierung, Verbote und Diäten haben die Eltern versucht, das Übergewicht der Tochter in den Griff zu bekommen. Es konnte nicht gelingen, weil diese Strategie nicht den Kern des Problems berührte. Im Gegenteil, all diese Maßnahmen haben es verstärkt. Sie wollte ja eine gute Tochter sein und abnehmen. Aber es funktionierte nicht, deswegen fing sie an heimlich zu essen und entwickelte in der Folge starke Schuldgefühle. Sie war auch wütend auf ihre Familie. Schließlich hatte nur sie das Gewichtsproblem und sah sich nicht in der Lage, es zu lösen. Das führte zu Frustration und zu vielen Konflikten innerhalb der Familie. Sie entwickelte über Jahre das Gefühl, eine Versagerin und ein schlechter Mensch zu sein. Mit Sicherheit wollten die Eltern nur das Beste für ihr Kind. Aber das Gewicht war nicht die Ursache des Problems, es ist die Folge.

Essen hilft, durch schwere Zeiten zu kommen – den Druck und den Stress nicht mehr so stark zu empfinden, Einsamkeit und Leere zu füllen, Wut nicht zu fühlen und auszuleben und Gefühle auf das Essen zu lenken. Wir können uns mit Essen narkotisieren, aber auch aufputschen. Kein Dogma, kein Verbot und keine Diät vermag es, Gefühle zu kontrollieren.

Die junge Frau hat einen abenteuerlichen Weg vor sich. Sie muss auf Entdeckungsreise gehen und herausfinden, wofür die Essanfälle stehen, einem emotionalen Essdrang nachspüren und sich fragen, was sie tatsächlich braucht. Sie darf sich respektvoll ihren Gefühlen zuwenden, ihre Körpersignale wahrnehmen und richtig interpretieren. Ich bin sehr positiv gestimmt, denn sie bringt alles mit, um gesund zu werden. Sie ist motiviert, sie ist intelligent und besitzt gute Fähigkeiten und Ressourcen, die Heilung in Gang zu setzen. Außerdem ist sie eine Rebellin und eine Rebellion gegen die Essstörung ist gut.

BINGE-EATING:

Die am häufigsten vorkommende Essstörungsform ist Binge-Eating (*binge* = Gelage, *eating* = essen). Betroffene leiden unter unkontrollierten Essanfällen; Diäten verstärken das Problem.

Kapitel 10:

DAS SYMPTOM

Bevor wir uns mit dem Symptom auseinandersetzen, schauen wir uns an, was Sie bereits wissen und umsetzen können:

1. Sie wissen sehr viel über die Essstörung.
2. Sie erkennen die Zusammenhänge zwischen auslösenden Gefühlen, Gedanken, Situationen und einem Ess-Brech-Anfall, Heißhungeranfall oder Hungern.
3. Gedanken, Gefühle und schwierige Situationen lernen Sie wahrzunehmen und nicht negativ zu bewerten.
4. Selbstabwertung ist sinnlos.
5. Sie entwerfen keine Horrorszenarien, sondern bleiben im Jetzt.
6. Sie lernen, normal zu essen, mit einer adäquaten Kalorienzufuhr und einer guten Nährstoffdichte.
7. Sie setzen jeden Tag den Tagesplan um, und wenn es einmal nicht so gut klappt, verfallen Sie nicht in Hoffnungslosigkeit, denn morgen ist ein neuer Tag.
8. Sie weichen Verbotslisten auf und integrieren die verbotenen Nahrungs- und Lebensmittel in den Speiseplan, um neue Erfahrungen machen zu können.
9. Sie nehmen achtsam die Körpersignale Hunger, Appetit und Sättigung wahr. Nur unser Körper weiß, was er braucht, nicht die Essstörung.
10. Sie lernen tagtäglich, sich zu beruhigen, und üben weiter, normal zu essen.

Übung braucht Zeit!

Wir schauen uns das persönliche Muster und die Auswirkung der Anorexie bei einer meiner Klientinnen an. In einer Sitzung berichtete sie mir, dass sich das gemeinsame Essen mit dem Freund immer schwieriger gestaltet und die Esssituation am Abend öfter eskaliert. Die junge Frau leidet schon sehr lange an einer tiefgreifenden Anorexie. Sie ist seit einigen Monaten mit dem Gewicht im Normalbereich, aber sie lehnt ihren Körper ab. Sie erträgt ihr Spiegelbild nicht und ekelt sich zutiefst. Die Sehnsucht, dünn zu sein, ist groß. Sie weiß viel über die Erkrankung, über die Struktur, die Regeln und wiederkehrende Muster ihrer Anorexie.

Die Klientin übt täglich, den Speiseplan einzuhalten, und versucht, sich gut mit Nährstoffen und mit den entsprechenden Kalorien zu versorgen. Sie weiß, dass dies die einzige Möglichkeit ist, am Leben teilzunehmen. Sie ist eine wirkliche Expertin ihrer Erkrankung. Aber manchmal gelingt es ihr nicht, der Essstörung die Stirn zu bieten und sich zu beruhigen. Dann möchte sie einfach nur noch hungern.

Eine der Situationen, die bei ihr Hungern auslösen, ist oft das Anziehen von normal passenden Kleidern und Hosen am Morgen. In ihrer Vorstellung müssten sie weit sitzen. So wie früher in ihrer Magerzeit. Sie beginnt ihre Figur negativ zu bewerten: »Es ist einfach zu viel.« Die darauffolgenden Stunden sind geprägt von starker Selbstabwertung. »Ich bin zu fett, ich bin zu hässlich.« Ein Ekelgefühl macht sich breit. Sie fühlt sich in ihrer Ich-Wahrnehmung stark geschwächt. Gedanken tauchen auf, wie etwa nichts wert zu sein oder nichts hinzubekommen oder eine Belastung für andere zu sein. Sie bekommt Angst, dass ihr Partner sie verlässt, weil sie ihm das Leben schwer macht und sie nichts zu geben hat. Der Horror ist perfekt, es gibt nur noch eine Lösung: Hungern. Wenn der Freund dann am Abend hereinkommt, ist die Klientin bereits in einem desolaten emotionalen Zustand.

Sie möchte nichts mehr essen, fühlen und denken. Das allabendliche Kochen und Essen ist eine enorme Strapaze für das Pärchen. Die junge Frau bearbeitet ihren Freund während der Mahlzeit mit Fragen wie: Sind das nicht zu viele Kalorien, ist die Portion nicht viel zu groß, bin ich nicht zu dick? Die Spannung am Tisch wächst, bis der Freund von der Situation so genervt ist und Zweifel äußert an der Art, wie sie ihre Beziehung leben. Das Ganze löst eine entsetzliche Hilflosigkeit und starke Verlustängste bei meiner Klientin aus. Diese Gefühle rufen wiederum die Anorexie auf den Plan. Sie braucht dann sehr viel Kraft, einfach weiterzuessen und sich zu beruhigen. Sie will es schaffen, nicht wieder abzumagern.

Nach der Sitzung war der Klientin klar, dass die negative Auseinandersetzung mit ihrem Körper und ihren Kleidern am Morgen die auslösende Situation für ihren desolaten Zustand am Abend ist. Den ganzen Tag wertet sie sich ab und macht sich klein, bis zum Schluss nur noch die Angst vor dem Aus der Beziehung steht. Am Ende hat sie ihre Hilflosigkeit und Ängste auf das Essen projiziert, sodass tatsächlich der Partner vollständig mit der abendlichen Esssituation überfordert ist und diese in Streitereien mündet. Es entsteht eine selbsterfüllende Prophezeiung. Sie verhält sich am Abend so, dass tatsächlich die Beziehung bedroht ist.

Die Klientin lernt ihre Gedanken umzulenken, um nicht tief in die gefühlsmäßige Abwärtsspirale zu geraten. Es gilt, diesen täglichen Automatismus am Morgen bewusst wahrzunehmen. So wird der Zusammenhang klar, dass das, was vorher gedacht und gefühlt wird, das Verhalten am Abend beeinflusst.

Meine Klientin verabschiedet sich von ihren abwertenden Gedanken: Dadurch, dass sie neutrale oder sogar positive Gedanken übt, kann sie stress- und konfliktfreier durch den Tag kommen und sie sich Handlungsspielräume erhalten. Es hat den Effekt, dass der Anorexie die zerstörerische Kraft genommen wird. Das Hineinsteigern in negative Gedankenkreise schürt nur die Angst. Die Klientin nahm sich nach der Sitzung fest vor, die Gedanken am Morgen so zu lenken, dass sie besser durch den Tag kommt und den Abend mit deutlich weniger Ängsten und Spannungen begehen kann.

Wieso kommen Menschen auf die Idee zu hungern oder übermäßig zu essen und auch zu erbrechen, wenn eine Schieflage im Leben vorhanden ist? Sie wissen doch, dass dieses Verhalten nicht gut ist. Häufig kennen die Klient*innen die Antwort nicht. Um dem Symptom auf den Grund zu gehen, ist es wichtig, den »Gewinn« des übermäßigen Essens oder des Hungerns zu kennen. Diese Arbeit mit den betroffenen Personen ist aufschlussreich.

1. DAS SYMPTOM DES ÜBERMÄSSIGEN ESSENS

Sich »vollzustopfen«, bis der Bauch wehtut, passiert nicht, weil sich jemand nicht beherrschen kann, sondern es entsteht aus einer emotionalen Notlage heraus. Um das zu verstehen, schauen wir uns ein Beispiel aus der Praxis an.

Die Klientin ist bei mir schon seit einigen Monaten in der Ernährungstherapie und geht regelmäßig zusätzlich zu einer Psychotherapeutin. Sie möchte ein normales Leben führen und hat nur noch selten Essanfälle. Vor einiger Zeit hatte sie einen Rückfall, den Grund konnte sie nicht benennen. Es irritiert sie nach wie vor, die Signale eines Fressanfalls nicht rechtzeitig zu erkennen. Wir gingen gemeinsam den Dingen auf den Grund. Sie erzählte, was an dem besagten Tag alles passiert war.

Sie hat ein schwieriges Verhältnis zu ihrem älteren Bruder. Das Gefühl, dass die Mutter den Bruder bevorzugt, begleitet sie schon ein Leben lang. Der ältere Bruder leidet unter depressiven Verstimmungen und reagiert in den Augen meiner Klientin besonders empfindlich, sodass eine Auseinandersetzung mit ihm nicht möglich ist. Daher hält sich meine Klientin in Gesprächen mit ihm zurück und versucht herauszufinden, was der Bruder hören möchte, damit sie sich nicht mit seinen Emotionen konfrontieren muss. Wo es möglich ist, vermeidet sie den Kontakt. Die Mutter jedoch möchte, dass die Geschwister Kontakt halten. Irgendwann gab sie nach, rief den Bruder an und bekam nach dem Telefongespräch am Abend einen Essanfall.

Als Erstes arbeiteten wir die Gefühle heraus, die das Gespräch mit dem Bruder ausgelöst haben. Grundsätzlich will sie mit ihm nicht telefonieren und befindet sich die ganze Zeit im Widerstand. Sie fühlt sich oft von ihrem Bruder gemaßregelt und abgewertet. Im Laufe des Gespräches wächst die Wut auf ihren Bruder, die sie aber nicht äußert, um keinen Konflikt hervorzurufen. Obwohl sie gut gegessen hat, empfindet sie eine Leere im Bauch, sie spürt einen großen Hunger. Der Druck steigt, bis er in einem Essanfall endet.

Auf die Frage, warum sie so viel isst, bis ihr schlecht wird, kommt die Antwort, das Essen nehme den Druck und beruhige. Ich wollte genau wissen, wie das funktioniert. Sie beschrieb, dass das Essen etwa von Schokolade sie geschmacklich befriedige und das Rutschen von Essen durch die Kehle ihr Platz im Brustraum schaffe, sodass ihre Energie und ihre Atmung wieder fließen könnten.

Außerdem habe sie die ganze Zeit im Telefongespräch das Gefühl der Kontrolle behalten müssen, es sei ein befreiendes Gefühl, beim Essen einfach loszulassen. Danach sei sie ruhig. Der Effekt des Essens war klar, nur wie fühlt sie sich nach dem Essanfall? Aufgebläht, sie hat ein schlechtes Gewissen und wertet sich ab, sodass am Ende der Selbsthass übrig bleibt. Danach will sie am liebsten dem Essanfall mit einer Diät begegnen, damit nichts mehr aus dem Ruder laufen kann.

Die Beziehung zum Bruder und zur Mutter – sowie ihre Tochter- und Geschwisterrolle innerhalb der Familie – zu klären ist Thema ihrer Psychotherapie.

Ich arbeitete an einer Strategie, in Zukunft Essanfälle zu vermeiden. Die Klientin verstand, dass ihre unterdrückten Gefühle, wie Wut und Abwertung, die Auslöser des Kontrollverlustes waren. Sie verstand, dass die Gefühle nach dem Essanfall den ursprünglichen Gefühlen sehr ähnlich waren und Selbstabwertung und Selbsthass ein Ablenkungsmanöver darstellen. Sie brauchte sich keine Gedanken mehr über das Telefongespräch mit dem Bruder zu machen, denn sie projizierte sämtliche Gedanken und Gefühle auf den Fressanfall. Denn es ist leichter, über den Kontrollverlust nachzudenken, als über die Beziehung zum Bruder.

Viele meiner Klient*innen merken oft zu spät, dass sich ein Essanfall anbahnt, der nicht mehr zu stoppen ist. Hier gilt es, den Druck wahrzunehmen, um dann über die Anwendung eines Gedankenveränderungkreises[16] zu versuchen, den Anfall abzuwenden. Sobald die Betroffenen spüren, da könnte ein Essanfall entstehen, nehmen Sie den abgebildeten Kreis zur Hand und füllen ihn in Ruhe aus.

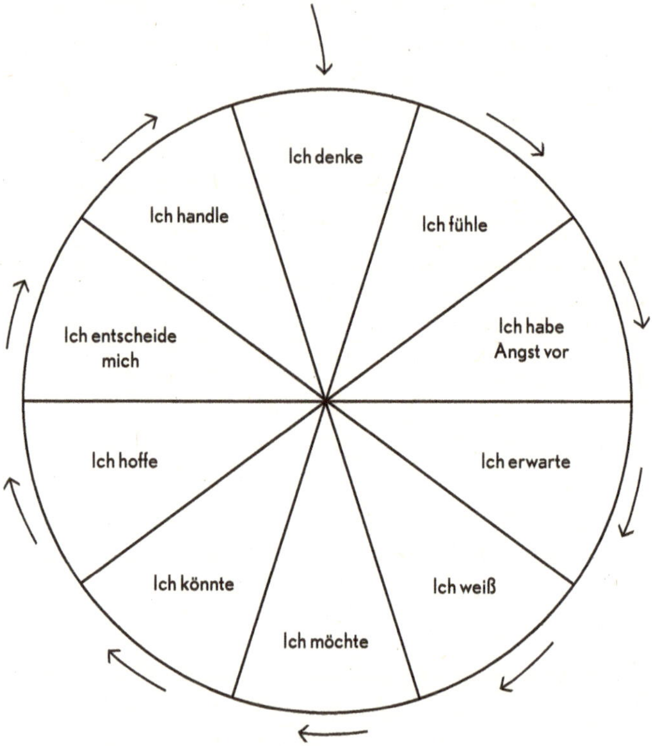

Als Erstes greift der Kreis die Gedanken auf, die zurzeit vorherrschend sind. In unserem Fall könnte das sein:

Ich denke: Scheißtelefongespräch, und ich habe so einen großen Hunger.

Jetzt ist es wichtig, sich die Gefühle genauer anzuschauen.

Ich fühle: Wut! Und mein Hals ist wie zugeschnürt.

Überlegen Sie jetzt, wenn solche Gedanken und Gefühle aufeinandertreffen, welche Ängste sie auslösen können. In unserem Fall:

Ich habe Angst vor: mich gleich mit Essen vollzustopfen.

Was erwarten Sie, wenn Sie in dieser Stimmung sind?

Ich erwarte: dass ich den Hunger nicht stillen kann und das Essen entsetzlich ausufern wird.

Was wissen Sie aus den vielen Situationen eines Essanfalls?

Ich weiß: dass es mir danach noch schlechter geht und der Fressanfall mir nicht wirklich hilft.

In der ersten Hälfte des Kreises setzen Sie sich mit Ihren Gefühlen und Gedanken auseinander und erkennen die Gefahr eines Essanfalls. In der zweiten Hälfte stellen Sie sich die Frage, was sie tatsächlich brauchen. Meine Klientin fühlte in erster Linie Wut. Sie beschrieb, dass ihr Hals zugeschnürt war und sie nicht richtig schlucken konnte. Unterdrückte Wut ist eine starke Emotion und in unserem Körper deutlich fühlbar. Im günstigen Fall richtet die Klientin die Wut nicht gegen sich selbst, sondern bringt ihre Energie von innen nach außen. Die Klientin aus meinem Beispiel hat die Wut mit dem Essen runtergeschluckt. Sie lässt sie im Inneren. Das wiederum befeuert Suchtstrukturen und die Essstörung. Die Wut wird gegen sich selbst gerichtet und in Fett und Selbsthass umgewandelt.

Hier gilt es, die Situation zu gestalten und einen guten Ausgang zu finden. Der Kreis bietet die Möglichkeit, neue Wege zu suchen. Im nächsten Schritt halten Sie inne und denken Sie darüber nach, ob sie tatsächlich essen wollen. In unserem Beispiel könnte die Antwort sein:

Ich möchte: mich nicht vollfressen!

Was können Sie tun, um sich zu beruhigen? Bei meiner Klientin steht die Wut im Vordergrund. Wenn Sie ängstlich oder traurig sind oder sich allein fühlen, brauchen Sie etwas anderes, als wenn Sie wütend sind. Bei dem Gefühl von Angst benötigen Sie Halt und Zuversicht. Überlegen Sie sich, wie das Bedürfnis gestillt werden kann. Bei Traurigkeit steht Ihnen der Sinn vielleicht nach Trost und Nähe. Sich allein zu fühlen würde das Bedürfnis nach sich ziehen, mit jemandem in Kontakt zu treten. Also fühlen Sie genau hin und probieren Sie aus. Meine Klientin hat Folgendes beschlossen.

Ich könnte: das Haus verlassen und einen strammen Spaziergang machen.

Sie erhofft sich, dass die Wut über die Bewegung gemindert wird und der Atem und die Energie wieder fließen können. Dann ist ihr klar, dass sie unbedingt mit der Therapeutin sprechen will. Sie kann während des Spaziergangs wichtige Punkte gedanklich markieren.

Ich hoffe: dass ich mich beruhige.

Ich entscheide mich: für den strammen Spaziergang.

Ich handle: Ich ziehe mir die Schuhe an und verlasse das Haus.

Aus meiner Praxiserfahrung wird der Veränderungskreis gerne eingesetzt, um Essanfällen vorzubeugen. Betroffene haben die Möglichkeit, mithilfe des Kreises die Situation, die Gedanken und Gefühle aufzugreifen und sie mit mir in der folgenden Sitzung zu besprechen. Dabei fällt auf, dass das Herausfiltern des vorherrschenden Gefühls oft Schwierigkeiten bereitet. Aber mit jedem Kreis wird es einfacher. Auch hier gilt, Übung macht den Meister.

2. DAS SYMPTOM DES HUNGERNS

Ich arbeite schon eine geraume Zeit mit einer jungen Frau, die lange sehr selbstzerstörerisch unterwegs war. Sie ist in guten psychotherapeutischen Händen, und mit jedem Monat, der vergeht, verändert sie sich dahingehend, dass sie in allen Bereichen ihres Lebens deutlich gesünder wird und fürsorglicher mit sich selbst umgeht. Sie darf mit Recht auf ihren bereits gegangenen Weg stolz sein. Als sie zu mir kam, schwankte sie zwischen Hunger- und Essperioden. Sie beschrieb, dass ihr in den Fressphasen alles egal war. Sie war depressiv und träge. Sie fühlte sich wie ein zerrissenes Gummiband, bei dem die Enden lose und reglos herunterhingen.

Die anorektische Phase wurde meist ausgelöst durch eine Krise, zum Beispiel durch die Trennung vom Freund. Ihr ganzer Kummer und ihre Not lösten starke selbstzerstörerische und abwertende Gedanken aus. Anspannung und Druck wuchsen mit jedem Tag und waren kaum auszuhalten. Um weiter zur Arbeit gehen und funktionieren zu können, halfen ihr im ersten Moment das Hungern und der übertriebene Sport. Im Wettkampf mit sich selbst – noch eine Stunde hungern und dann noch eine – entstand das

Gefühl, sie »schaffe« etwas. Wenn das Leben nicht zu kontrollieren war, dann wenigstens der Hunger und der Körper. Durch das Hungern verschwanden die Gefühle und die Gedanken im Nebel. Für sie das perfekte Narkosemittel. Lediglich die Magenschmerzen wegen des Hungers waren noch fühlbar.

Ihr Leben war bestimmt von Phasen des Hungerns und des zu viel Essens. Ein Dazwischen gab es nicht, das wäre die Normalität. Wo Normalität ist, ist keine Essstörung und es kann Ruhe einkehren. Für die Klientin unvorstellbar. Sie hatte das Gefühl, schon immer in Extremen mit vielen Eskalationen gelebt zu haben. Leider war die Familie kein gutes Lernmodell. Alle Familienmitglieder ließen in stressigen Situationen ihren Emotionen uneingeschränkt freien Lauf, bis die Situation aus dem Ruder lief. Viel zu Essen war in der Familie ein probates Mittel, sich zu beruhigen. In der Therapie, wie auch in meiner Arbeit, lag der Fokus auf Normalität. Die Basis ist ein Speiseplan, der sie mit allen Nährstoffen und ausreichenden Kalorien versorgt. Wir gingen der Frage nach, was Normalität ist und warum es sich lohnt, sich im Normalbereich zu bewegen. In stressigen Phasen füllte sie folgende Tabelle aus.

Hungern	Normalität	Im Übermaß essen
Ich will nichts fühlen.	Ich möchte bewusst meine Gefühle wie Hunger, Appetit und Sättigung spüren.	Ich will nichts fühlen.
Ich will mich nicht bedürftig fühlen.	Ich möchte meine Bedürfnisse wahrnehmen.	Ich will mich nicht bedürftig fühlen.
Ich bin hyperaktiv.	Ich bin aktiv.	Ich bin träge.
Ich muss Sport treiben.	Ich treibe Sport, weil es mir guttut.	Ich liege viel herum.
Ich darf nicht essen.	Ich darf und ich möchte essen. Ich esse regelmäßig. Ich esse normale Portionen.	Ich esse ungesund. Ich esse maßlos.
Mein Tag verschwindet im Nebel.	Ich gehe bewusst durch den Tag.	Mein Tag verschwindet im Nebel.
⬇	⬇	⬇
starke Anspannung und Druck	**normale Alltagsspannung und Entspannung**	**starke Anspannung und Druck**

Die junge Frau lernte immer mehr, in Krisensituationen normal zu reagieren und gut mit sich selbst umzugehen. Inzwischen nimmt sie ihre Gefühle wahr und weiß darauf adäquat zu reagieren. Sie isst weiter normal und lernt durch verschiedene Techniken, den Druck abzumildern. Sie kann allein bleiben, wenn es ihr nicht gut geht. Eine Selbstregulation ist wieder möglich. Ihr neues Verhalten übt sie ein, um es zu festigen.

Stehen die Klient*innen anfänglich unter sehr hoher Anspannung, ist die Anwendung von Skills sinnvoll, um kurzfristig in einen Zustand zu kommen, in dem sie wieder einigermaßen klar denken können und handlungsfähig werden. Skills sind Fertigkeiten, die man anwenden kann, um aus einer starken Anspannung herauszukommen. Hohe Anspannung wird durch überwältigende Emotionen ausgelöst. Steigt der Druck, kann ein Biss in eine Chilischote oder eine sich langsam auflösende und saure Vitamintablette im Mund die Spitze des Drucks nehmen. Das Besprechen und Einsetzen von ganzen Skillketten ist die Aufgabe der psychotherapeutischen Betreuung. Wobei hier die Skills bei starkem Essdruck über den Mund angewendet werden können.

Ich habe Klient*innen, die ihrer Essstörung einen Brief schreiben oder ein Zwiegespräch mit ihr führen, um deren Geister zu vertreiben. Hier ein Gedankenspiel einer meiner Klientinnen mit ihrer Bulimie. Verspürte sie einen Essdruck, ging sie in das Gefühl hinein, ließ es auf sich wirken und begann die Gedanken mit der Essstörungsstimme aufzuschreiben. Sie nannte ihre Essstörung Jacky.

Meine Essstörungsstimme heißt Jacky. So, wie der Name klingt, ist sie auch: laut, schrill und penetrant.

Ich bin allein zu Hause. Jacky rennt laut schreiend um mich herum, sie will alles essen, was im Haus ist! Der Druck steigt und ich werde furchtbar unruhig. Sie nimmt mich an die Hand und will, dass ich mitmache. Ich schüttele sie von mir ab und versuche ruhig zu atmen ... tief in den Bauch. Versuche zu spüren, wie viel Hunger ich habe, ich und nicht Jacky!

Auf was habe ich Lust? Ich setze mich in die Küche, schalte das Radio an und überlege. Jacky wird leiser, sie merkt, dass ich sie nicht beachte. Ich mache mir erst einmal einen Tee. Jacky schmollt und steht mit verschränkten Armen in der Ecke.

Ruhe breitet sich aus und die Entscheidung ist gefallen. Ofenkartoffeln und Salat mit Feta. Ich genieße mein Essen. Ich esse langsam und die ganze Hektik und der Druck fallen von mir ab. Es geht gut!

Die junge Frau litt viele Jahre an Bulimie. Vor etwa zehn Jahren kam sie zu mir in die Beratung. Unsere Arbeit fiel zu diesem Zeitpunkt auf keinen fruchtbaren Boden. Sie hatte sich in ihrer »Komfortzone« Essstörung eingerichtet. Es machte den Anschein, dass alle anderen Lebensbereiche bestens liefen. Jahre später rief sie erneut bei mir an, mit der Bitte, zu mir in die Beratung kommen zu dürfen. Es ging ihr nicht gut und die Bulimie hatte verstärkt Einzug in ihren Alltag gehalten. Bei der intensiven Symptomarbeit kam heraus, dass ihr Leben doch nicht so in Ordnung war. Sie verleugnete ihre Gefühle und sie war nicht ehrlich zu sich selbst. Sie begann ihr Leben aufzuräumen und schwerwiegende Entscheidungen zu treffen. Sie lernte ihre Gefühle und Wünsche ernst zu nehmen und aktiv mit ihrer Essstörung zu arbeiten und zu kommunizieren. Weiterhin lernte sie, ihre Spannungen über Atmung und Bewegung abzubauen. Sie fand zu sich selbst, zu ihren Gefühlen und Wünschen. Dabei bewies sie viel Mut und der Schritt ins Ungewisse hat sich gelohnt. Sie wurde gesund.

3. AUSNAHMESITUATIONEN UND DAS SYMPTOM

Einladungen, Restaurantbesuche und Feiertage in der Familie sind die Hölle für essgestörte Menschen. Die ganze Unsicherheit auf dem Teller kommt zutage. Sie wollen solche Situation vermeiden, haben große Angst, beobachtet und bewertet zu werden. Sie haben Angst vor den Kalorien. Sie haben Angst vor dem Fett. Sie haben Angst, falsche Entscheidungen zu treffen. Sie haben Angst vor einem Essanfall. Sie haben Angst vor der Menge des Essens und sie haben häufig Angst vor den Menschen.

Schon Tage vorher befinden sie sich in einem Ausnahmezustand, in der Situation selbst werden sie von Reizen überflutet. Viele versuchen, Ausreden zu erfinden, um zum Beispiel nicht am Mädelsabend teilzunehmen. Da sie wissen, dass Alkohol und Knabbereien wie Chips und Ähnliches im Spiel sind. Im schlimmsten Fall könnte jemand noch auf die Idee kommen, eine Pizza zu bestellen. Essstörung kann einsam machen.

Eine andere Variante ist, sich auf einen Restaurantbesuch vorzubereiten, indem sich die Betroffenen die Speisekarte vorher besorgen. Sie haben dann die Bedrohung schriftlich in der Hand. Der Druck steigt, denn sie müssen sich am Abend entscheiden. Der innere Kampf beginnt. Soll ich etwas Leckeres bestellen oder doch auf Nummer sicher gehen und nur einen Salat nehmen? Wenn ich neben dem Salat noch etwas esse, muss ich einige Tage Kalorien einsparen. Außerdem ist die Zusammensetzung des Essens unklar. Wie bereitet der Koch die Soßen zu, wie viel Fett ist darin? Muss ich alles aufessen oder werde ich dann schief angeschaut, wenn ich etwas auf dem Teller lasse? Werden mich die anderen beobachten und womöglich mein Verhalten kommentieren? Fragen über Fragen, welche die Betroffenen überfordern. Eine innere Zerreißprobe, die am Ende ins Chaos führen kann.

Ich möchte von einer Klientin erzählen, die gelernt hatte, in ihrem Alltag recht entspannt mit dem Speiseplan umzugehen. Sobald aber eine Ausnahmesituation bevorstand, völlig egal, ob es ein Grillfest, Restaurantbesuch, Büfett oder eine Einladung bei Freunden war, bekam sie in derselben Nacht nach dem Fest einen heftigen Essanfall. Das warf sie total zurück. Sie hatte das Gefühl, dieses Problem werde nie weggehen. Die darauffolgenden Tage waren geprägt von Selbstvorwürfen und Orientierungslosigkeit beim Essen. Sie fühlte sich hilflos und verloren.

An den besagten Abenden aß sie wenig und nur leichte Speisen. Sie hatte Angst, vor anderen zu essen und bewertet zu werden. Sie stellte sich vor, dass die anderen folgendermaßen über sie dachten:

- Schau mal, die Dicke, sie geht schon wieder zum Büfett.

Oder:

- Kein Wunder, dass sie so fett ist.

Oder:

- Schau mal, die Dicke, jetzt holt sie sich auch noch einen Nachtisch, als ob sie nicht schon fett genug wäre.

Oder:

- Die Dicke stopft sich mit Essen voll.

Eigentlich wollte sie sich unsichtbar machen und am liebsten verschwinden. Sie empfand ihr Gewicht als eine einzige Demütigung. Den ganzen Abend hatte sie das Essen im Visier. Sie fantasierte, was sie alles essen könnte, und die Gier und das Verlangen wuchsen mit jeder Minute. Sie fixierte das Essen und das Essen war zentral in ihrem Kopf. Sie musste ihr Verlangen wegdrücken. Sie konnte sich aber nur kaum daran erinnern, wie der Abend ansonsten war. Wenn sie nach Hause fuhr, hielt sie an einem beliebigen Schnellrestaurant an und verschlang dort alles, was ihr in die Hände fiel. Erst dann kehrte Ruhe ein. Danach war das Elend groß.

Wir näherten uns ihrem Problem aus allen Richtungen. Sie lernte, am Tag der Einladung einen normalen Esstagesplan einzuhalten. Sie durfte in Ruhe entscheiden, was sie am Abend essen möchte. Nur ein Salat als Hauptgericht war keine Option. Ansonsten gab es keine Verbote. Die normalen Portionsgrößen spielten wir mit unterschiedlichen Speisen durch. Sie versuchte, sich vor einer Einladung zu entspannen. Nichts zeigte Wirkung. Sie bekam weiterhin nach solchen Ausnahmesituationen ausufernde Fressanfälle, die sie wirklich stark belasteten.

Um mehr über sie zu erfahren, ging ich mit ihr in die Vergangenheit; wir arbeiteten an ihrer Essbiografie.

Ernährungsgewohnheiten und Vorlieben werden bereits in frühester Kindheit geprägt. Die Ess- und Ernährungsgeschichte ist ein Teil der Lebensgeschichte und manchmal leidvoll. Ich war gespannt.

Meine Klientin erzählte mir, dass in ihrer Familie mit südöstlichem Hintergrund gerne und oft Feste gefeiert wurden. Es gab in ihrer Erinnerung immer Unmengen zu essen, sie aß sich damals schon übermäßig voll. Dann wurde sie müde; die Erwachsenen bereiteten ihr ein Bett auf zusammengeschobenen Stühlen – und so verschlief sie das Fest. Auf Nachfragen, an was sie sich noch erinnern konnte, fiel ihr nichts ein. Lediglich, dass man sie am Büfett abgestellt hatte und sie sich selbst überlassen war. Kein Erwachsener kümmerte sich um das kleine Mädchen. Sie fühlte sich unter den ganzen Menschen überflüssig und unwohl. Das Essen half ihr, das Fest zu überstehen.

Gemeinsam schauten wir, wo die Parallelen im Erleben einer Einladung aus der heutigen Perspektive waren. Der Gang zum Büfett war für sie sehr schwer. Sie wollte am liebsten verschwinden und nicht gesehen werden. Es war ihr unangenehm. Sie setzte sich nicht mit den anderen Besuchern in Kontakt und war nur auf das Essen fixiert. Sie sah nur das Nahrungsangebot und nicht, was um sie herum geschah. Außerdem machte sie die Erfahrung, dass sie an solchen Abenden nur zur Ruhe kam und einschlafen konnte, wenn der Bauch voll war. Irgendwie blieb sie in der Ausgestaltung des Festes das kleine verlorene Mädchen am Büfett.

Diese Erkenntnis machte sie sehr betroffen und ihr wurde klar, dass sie in Zukunft mit Einladungen anders umgehen musste. Sie nahm sich fest vor, beim nächsten Mal in Kontakt mit den anderen Besuchern zu treten, anstatt sich den ganzen Abend auf das Essen zu fixieren.

Das nächste Grill- und Gartenfest kam. Sie besprach das Problem im Vorfeld mit einer Freundin, die ihr an diesem Abend Halt gab. Sie orientierte sich an der Portionsgröße der Freundin und diese half ihr, in Kontakt mit den anderen zu kommen und nicht in ihre Gedankenwelt zu verschwinden. Es klappte ziemlich gut.

Die Klientin überlegte nur kurz, noch etwas zu essen, als sie nach Hause kam. Dann beschloss sie einfach, ins Bett zu gehen, und schlief recht schnell ein. Jetzt hatte sie endlich eine Idee, wie sie aktiv dem Problem begegnen konnte: Während des Festes bewusst ohne innere Verbote zu entscheiden, was sie essen möchte. Ansonsten galt es, mit den anderen Gästen ins Gespräch zu kommen und sich für neue Begegnungen zu öffnen. So erfuhr sie, dass man sich sehr gerne mit ihr unterhielt, und erlebte freudige Momente. Das Essen verschwand in den Hintergrund.

Das Essprotokoll und die Arbeit mit den Symptomen beleuchten die Hintergründe. Gefühle werden sichtbar und Gedankenstrukturen deutlich. Die Arbeit ist absolut notwendig, um die tiefliegenden Themen wahrzunehmen und sie in der Psychotherapie zu besprechen. Dann schließt sich der Kreis und die Heilung beginnt. Heilung ist nicht ohne ein gesundes Gewicht möglich. Normales Essen bedeutet ein normales Gewicht. Und das wiederum, die Veränderung am Körper anzunehmen und sich mit ihm auseinanderzusetzen. Das ist besonders schwer, wenn eine Körperschemastörung vorliegt.

ESSSUCHT:

Die Betroffenen sind nicht nach Essen süchtig, sondern nach dem Verhalten.

Kapitel 11:

STRESS – VERSTÄRKER DER SYMPTOME

In meiner Praxis ist Stress allgegenwärtig. Er betrifft nicht nur die essgestörten Personen. Auch Klient*innen mit Magen- und Darmleiden, Gewichtsproblemen wie Über- oder Untergewicht spüren, dass Stress ihr Problem verstärkt. Das Stressempfinden bei essgestörten Menschen ist grundsätzlich hoch. Das Streben nach Perfektionismus, alles richtig machen zu wollen, überdurchschnittliche Leistungen bringen zu müssen, den vorgesehenen Tagesplan schaffen zu müssen, sorgt für das Gefühl, permanent überbelastet zu sein. Sie stehen extrem unter Druck. In diesem Moment wirkt der Stress wie ein Verstärker der Symptome. Übermäßiges Essen, Erbrechen oder Hungern hilft, das Gefühl abzumildern.

Es liegt daher auf der Hand, dass ich im Erstgespräch folgende Frage stelle: Wie viel Stress haben Sie zurzeit und wie wirkt er sich aus? Das Wissen um das Stressempfinden meiner Klient*innen ist für meine Arbeit sehr wichtig, denn es beeinflusst ihr Essverhalten enorm. Es gibt die »Stressvielesser*innen«: Nach einem anstrengenden Tag essen sie im Übermaß süß und fett oder nur eine Geschmacksrichtung. Die »Stresswenigesser*innen« dagegen leiden unter Appetitverlust. Der Stress schlägt ihnen auf Magen und Darm. Sie können nichts essen, weil der Körper mit Übelkeit, Schmerzen und Durchfall auf Nahrung reagiert. Die Klient*innen beschreiben, dass sie so »voll« von dem anstrengenden Tag sind, dass nichts mehr hineinpasst; ihr Magen sei wie zugeschnürt. Bei lang anhaltendem Stress kann das zu Gewichtsveränderungen führen. Selten begegne ich Menschen in meiner Praxis, die »stressstabile« Esser*innen sind.

1. DAS INDIVIDUELLE STRESSEMPFINDEN

Jetzt zu Ihnen, lieber*liebe Leser*in. Möchten Sie wissen, wie Stress Ihr Verhalten beeinflusst? Dann beantworten Sie erst einmal folgende Frage: Wie fühlt sich gerade Ihr Leben an? Wie gestresst sind Sie?

Bitte lassen Sie sich einen Moment Zeit, über diese Frage nachzudenken. Beachten Sie dabei, dass nicht nur von außen Stress an uns herangetragen wird, wie etwa durch eine hohe Arbeitsdichte, ungünstige Arbeitsbedingungen, eine lärmende Baustelle vor der Tür oder einseitige körperliche Belastung. Auch Schulden, Krankheiten oder permanente Schmerzen führen zu einem hohen Stressgefühl. Der Stress kann allerdings auch unabhängig von den Umständen in unserem Inneren entstehen. Wenn Sie sich einem der im Folgenden genannten Persönlichkeitstypen zuordnen können, ist diese Form der inneren Dauerbelastung vorprogrammiert.

Der*Die Bedenkenträger*in schleppt eine ganze Liste an Zweifeln und Sorgen mit sich herum und fragt sich ständig: Ist das wirklich richtig, was ich da tue? Soll ich das ernsthaft machen? Habe ich alle Konsequenzen bedacht? Gibt es keine bessere Option? Er*Sie wird grundlos von seinen*ihren Bedenken geplagt und ist dadurch nicht in der Lage, flexibel auf Situationen zu reagieren und über seinen*ihren eigenen Schatten zu springen. Völlig in seiner*ihrer Bedenkenwelt verloren, fühlt er*sie sich im Alltag oft gestresst.

Der*Die Sorgenvolle lässt sich von seinen*ihren Ängsten treiben. Verheddert er*sie sich völlig in ihnen, kann das Gefühl von Panik aufkommen. Er*Sie ist sehr sensibel, liebt Gewohnheiten und Routine. Das gibt Sicherheit. Gern plant er*sie den Tag, Überraschungen mag er*sie gar nicht. Kommt eine Veränderung auf ihn*sie zu, fühlt er*sie sich überfordert. Wenn er*sie seine*ihre Komfortzone verlassen muss, fällt ihm*ihr das schwer. In diesem Moment steigt das Stressempfinden. Viele meiner Klient*innen würden sich diesem Typus zuordnen.

Der*Die Perfektionist*in findet sich ebenfalls häufig bei den essgestörten Personen. Perfektionismus ist wie ein Virus. Nicht nur der Körper und die Ernährung sind davon betroffen, alle Lebensbereiche müssen perfekt sein. Erfüllt der*die Betroffene seine*ihre eigenen hohen Maßstäbe nicht, folgt ein inneres Bestrafungskommando, das ihn*sie zu noch höheren Leistungen anfeuert. Ursprung dieser Rigorosität ist die Angst, abgelehnt, nicht geliebt und akzeptiert zu werden, die Furcht vor negativer Bewertung und das Gefühl, nicht zu genügen. Betroffene beschreiben, dass sie nicht enttäuschen, niemanden verärgern oder gar jemandem zur Last fallen wollen. Ablehnung und Kritik kommen einem inneren Erdbeben gleich. Um all dies zu vermeiden, bringen sie den Perfektionismus als Schutzschild ins Spiel. Das vermeintlich Mangelhafte meinen sie durch das angeblich Perfekte ausbügeln zu können. Ihr Perfektionismus dient ihnen als Versteck. Essgestörte sind massiv durch das Streben nach Perfektionismus und durch ihre grüblerischen Gedanken belastet. Ihr Stressgefühl stufen sie auf einem hohen Level ein.

Der*Die Hypochonder*in ist ebenfalls ein stressgeplagter Mensch. Ständig beobachtet er*sie seinen*ihren Körper. In jedes Ziepen und noch so kleine körperliche Signal interpretiert er*sie schwere Krankheiten hinein. Er*Sie googelt Symptome, um am Ende auf einer Website zu landen, die eine drastische Diagnose stellt. Weil er*sie sich nicht beruhigen kann, sucht er*sie eine*einen Ärztin*Arzt nach dem anderen auf. Einer Studie der Universität zu Köln zufolge ist seit der Corona-Pandemie der Anteil der Patient*innen mit anhaltenden Krankheitsängsten deutlich angestiegen. Therapeut*innen im Klinikalltag bestätigen diese Entwicklung. In meiner Praxis ist dieses Phänomen häufiger bei den sogenannten Bauchpatient*innen zu beobachten. Sie konzentrieren sich so stark auf den Magen und den Darm, dass sie die Verdauungsprozesse überinterpretieren und als Schmerz oder Schlimmeres wahrnehmen. Akribisch filtern sie Lebensmittel heraus, die Unbehagen auslösen. Im nächsten Schritt verschwinden diese einfach vom Teller. Ein*Eine Hypochonder*in, der*die seinen*ihren Verdauungstrakt im Fokus hat, isst extrem eingeschränkt, hat Angst vor vielen Lebensmitteln und fühlt sich durch die Nahrungsaufnahme allein bereits gestresst. Die tägliche Frage, was sie essen sollen, und das Gefühl der Überforderung führen häufig dazu, dass diese Patient*innen zu wenig essen und Gewicht verlieren. Aus einem solchen Cocktail kann sich in der Folge eine spezielle Form der Essstörung entwickeln. Überprüfen Sie, ob Sie sich den oben genannten Typen zuordnen können oder Tendenzen bestimmter Persönlichkeitstypen haben. Wenn nicht, fragen Sie sich im nächsten Schritt, welche Bereiche bei Ihnen Stress auslösen.

Der Arbeitsalltag: Wie stressig ist mein Arbeitsalltag? Fühle ich mich wohl im Team? Ist mein Verhältnis zu den Vorgesetzten angespannt? Fühle ich mich über- oder unterfordert? Wie ist meine Arbeitsdichte? Stehe ich beim Pendeln von und zur Arbeit häufig im Stau? Stehe ich öfter unter Zeitdruck, wenn ich Projekte fristgemäß abgeben muss?

Der Privatbereich: Wie stressig ist mein Privatleben? Leide ich unter Mehrfachbelastungen wie Kinderbetreuung, Haushalt, Arbeit und häusliche Pflege? Gibt es derzeit Konflikte innerhalb der Familie, in der Paarbeziehung? Sind die Wohnverhältnisse beengt? Gibt es finanzielle Sorgen? Steht eine Veränderung ins Haus? Langweile ich mich? Habe ich unausweichlichen Stress? Wurde eine Krankheit diagnostiziert? Habe ich einen Verlust erlebt? Gab es ein Ereignis, das mein Leben in den Grundfesten erschüttert hat?

Natürlich können Sie den Fragenkatalog jederzeit erweitern. Jetzt dürfen Sie abstufen. Auf der Skala von null bis zehn können Sie Ihr Stressempfinden zuordnen:

0 bis 3: Ich bin entspannt und lebe in den Tag hinein.

4 bis 6: Ich komme gut mit Stress zurecht und bin in der Lage, mich zu entspannen.

7 bis 10: Ich bin dauergestresst und Entspannung ist nicht mehr möglich.

Achtung: Der Nullbereich könnte auch bedeuten, dass eventuell Schwierigkeiten bestehen, den Alltag zu gestalten. Womöglich werden wichtige Dinge aufgeschoben und falsch priorisiert. Das »in den Tag hineinleben« ist kein Ergebnis von Gelassenheit, sondern die Vermeidung, die Herausforderungen des Alltags aktiv anzupacken. Auf den ersten Blick erscheint man entspannt, aber in Wirklichkeit könnte das Stressempfinden eher im hohen Bereich liegen.

Vor einiger Zeit hatte ich eine ganz interessante Sitzung, in der es genau darum ging. Seit mehreren Monaten ist eine junge Studentin bei mir in der Ernährungstherapie und seit Längerem auch bei einem Psychologen wegen Zwängen und Ängsten in Behandlung. Leider etablierten sich bei ihr zusätzlich stark alltagseinschränkende anorektische Denk- und Verhaltensmuster. Am Anfang unserer Zusammenarbeit lebte sie einen chaotischen Schlaf-Wach-Rhythmus. Sie schlief lange und erst gegen drei Uhr nachts ging sie ins Bett. Ihren Esstagesplan hatte sie ihrem Tag-Nacht-Rhythmus angepasst. Über den Tag aß sie nichts, erst um 20 Uhr eine normale Portion Müsli und zwei Stunden später eine warme Mahlzeit. Es gab gedünstetes Gemüse plus eine homöopathisch anmutende Dosis einer Beilage, zum Beispiel eine Kartoffel. Eine weitere Stunde später nahm sie eine weitere Portion Müsli, Obst und eine Schüssel Rohkost zu sich.

In unserem Gespräch kam heraus, dass sie große Angst hatte, über den Tag normal zu essen. Denn sie befürchtete, den Abend ohne die gewohnte Essensmenge nicht überstehen zu können und dadurch zuzunehmen. Allerdings sorgte die Enthaltsamkeit am Tag dafür, dass sie sich müde und schlapp durch den Tag quälte.

Anfänglich ging es in erster Linie darum, einen einigermaßen gesunden Tag-Nacht-Rhythmus mit einem passenden Speiseplan zu entwickeln. Er sollte sie am Tag und am Abend gut mit allen Nährstoffen und ausreichender Energie versorgen. Sie packte das Problem trotz großer Sorge um ihre Figur an und begann, über den Tag gut zu essen.

Über die Monate unserer Zusammenarbeit hinweg bekam sie immer mehr Sicherheit in ihrem neu erworbenen Lebensstil und wurde immer freier mit ihrem Speiseplan. Bis zu unserer letzten Beratungsstunde. Ich fragte sie eingangs, wie es ihr gehe. Sie sagte, sie sei entspannt und es gehe ihr gut. Im Studium sei gerade alles im grünen Bereich, sie müsse noch zwei Hausarbeiten schreiben und die Arbeit, der sie nachgehe, mache ihr Spaß. Sie sei relaxt. Ich freute mich für sie und vermutete, dass bei ihrer aktuellen Zufriedenheit und dem guten Zeitmanagement auch das Essen funktionierte. Aber sie verneinte dies. Sie kontrollierte wieder stärker das Essen und ihr Tages- und Ess-Rhythmus verschob sich nach hinten, wie sie erzählte.

Beim genaueren Nachfragen berichtete mir die Klientin, dass sie zurzeit Schwierigkeiten habe, rechtzeitig den Tag zu beginnen und ihre täglichen Arbeitsaufträge zu erledigen. Ihr schlechter Tag-Nacht-Rhythmus, viel zu spät aufzustehen, am Handy die Zeit zu vergessen und Serien zu schauen übertrug sich wieder einmal auf den Essrhythmus. Am Tag sorgte sie nicht gut für sich; sie aß zu spät und begann die Lebensmittelauswahl einzugrenzen. Dabei wusste sie: Wenn sie weiter alles hinausschob, käme sie sehr bald in großen Verzug. Spätestens dann würde ihr Stressempfinden unerträglich ansteigen – und sich damit womöglich die Essstörung verfestigen. Weil sie wusste, dass ein guter Tag-Nacht-Rhythmus einen guten Essensrhythmus nach sich zieht, wollte sie ihre Tage erneut umstrukturieren. Wir entwarfen als Orientierungshilfe exemplarisch einen kompletten Lerntag und den dazugehörigen Essensplan. Sie war erstaunt, wie viele Pausen wir einplanten, wo sie doch immer den ganzen Tag am Schreibtisch verbrachte. Auf die Frage, wie viele Stunden von neun Schreibtischstunden denn effizient seien, antwortete sie, dass sie manchmal in zwei Stunden nur zwei sinnvolle Sätze schreibe.

Die Klientin freute sich auf den neuen Plan. Der bedrückende Gedanke, über einen längeren Zeitraum den ganzen Tag am Schreibtisch verbringen zu müssen, war weg. Sie fand es gut, zwischen Lernzeiten, regelmäßigen Essenszeiten und freier Zeit flexibel wählen zu können.

Hier ist zu erkennen, dass das Prokrastinieren (Aufschieben) ein vermeidendes Verhalten ist. Gar nicht erst anzufangen, lässt ungute Gefühle wie Versagensängste, Gefühle von Unzulänglichkeit und Ineffizienz erst gar nicht aufkommen. Durch das Vermeiden wachsen Druck und Stressempfinden massiv an. In dem Moment, als die

Studentin alles aufschob und in den Tag hineinlebte, fühlte sich das Leben - scheinbar - entspannt an. Bei näherem Betrachten der Situation befand sich unter dem Relaxtsein eine große Anspannung.

Hätte ich die Klientin zu Anfang unserer Sitzung gefragt, wie viel Stress sie zurzeit auf der Skala von null bis zehn empfindet, hätte sie bestimmt eher einen niedrigeren Bereich gewählt. Schaut man genauer hin, ist durch das Prokrastinieren eher ein höherer Bereich anzusetzen. Grundsätzlich meine ich, dass der Nullbereich nicht erstrebenswert ist. Eine gewisse Spannung brauchen wir, um den Tag gestalten zu können.

Ein optimales Stressempfinden liegt zwischen drei und sechs. Es sind sehr flexible Menschen, die sich schnell auf Stress einstellen können. Sie gehen mit Lust und Energie an Herausforderungen heran, und wenn der Stress vorbei ist, kommen sie zur Ruhe. Mit stressigen, emotionalen Situationen gehen sie eher unaufgeregt um und besitzen die Fähigkeit, ihre eigenen Emotionen im besten Sinne zu kontrollieren. Besser als andere Menschen überwinden sie Misserfolge und Rückschläge. Auch in schweren Zeiten entspannen sie leichter.

Die Stufen sieben bis zehn bedeuten normalerweise Dauerstress. Der Körper befindet sich in ständiger Alarmbereitschaft. Betroffene haben keine Idee, wie sie zur Entspannung kommen können. Vielleicht rauchen sie zu viel oder trinken Alkohol, um das Gefühl der Ruhe herbeizuführen. Ihr Körper reagiert womöglich mit Bluthochdruck, massiven Rückenproblemen, Überproduktion von Magensäure, Schlafproblemen und so weiter. Vielleicht ist ihre Lebensfreude stark eingeschränkt oder sie möchten am liebsten die Decke über den Kopf ziehen. Vielleicht ist Ihnen öfter zum Heulen zumute oder sie verlieren schnell die Nerven. Reaktionen auf Stress sind individuell.

In jungen Jahren und am Anfang meines Berufslebens meinte ich, meine Energie sei unerschöpflich. Nicht selten fuhr ich fast eine Stunde zu meiner Arbeitsstätte, arbeitete acht Stunden, fuhr eine Stunde nach Hause, aß und duschte schnell, fuhr wieder eine Stunde, hielt einen Vortrag und lag gegen Mitternacht im Bett. Am anderen Morgen sprang ich aus den Federn und legte erneut los. Zu dieser Zeit hatte ich nicht das Gefühl, gestresst oder überfordert zu sein. Aber mein Körper sprach eine andere Sprache. Während der Arbeitsphasen war ich gesund. Aber sobald ich in den Urlaub fuhr, wurde ich krank. Kaum waren mein Mann und ich auf der Autobahn Richtung Süden, bekam ich von einem Moment auf den anderen so entsetzliche Halsschmerzen, dass das Schlucken kaum noch möglich war. Einmal mussten wir einen Stopp einlegen, weil wir nicht mehr weiterfahren konnten. Es war ganz offensichtlich zu viel, was ich mir zugemutet hatte. Als ich das erkannte, schaltete ich einige Gänge zurück und ging etwas pfleglicher mit mir um.

Jeder nimmt Stress anders wahr. Manchmal können wir mit stressigen Phasen besser umgehen, zu anderen Zeiten nicht. Es ist von einigen Faktoren abhängig, wie gut das gelingt. Fühlen wir uns gerade wohl in unserem Körper und mit dem Fitnessniveau, können wir dem Stress besser begegnen. Auch eine positive Einstellung und das Gefühl, eine gute Selbstkompetenz zu besitzen, sorgt für Stressresilienz. Manchmal hilft die Tatsache, dass wir mit unserem Stressempfinden nicht allein sind und andere Menschen genauso empfinden. Das Gefühl, Unterstützung in einer Gruppe zu finden und dem Stress mit Gesprächen und vielleicht mit Humor zu begegnen, wirkt der Anspannung entgegen.

Die Familie ist der Ort, wo wir zum ersten Mal Stress erfahren und einen Umgang damit lernen. Eine Ausnahmesituation stellt eine belastende Schwangerschaft dar. Hier werden Stresshormone bereits an das Ungeborene weitergegeben. Das hat häufig zur Folge, dass diese Babys eher nervös sind. Um einen gesunden Umgang mit Stress einzuüben, schauen wir uns an, was Familie leisten sollte: Die ideale Familie gibt den Kindern jederzeit die Möglichkeit, über erlebte belastende Situationen, Probleme, Ängste und Sorgen zu sprechen. Die Kinder lernen, ihre Gefühle ernst zu nehmen und zu verarbeiten.

Die Eltern in der Idealfamilie sind ein Vorbild, was sinnvolle Zeiteinteilung betrifft, sodass Stress erst gar nicht entsteht. Sie können zeigen, wie Aufgaben gebündelt werden und wie gutes Zeitmanagement funktioniert. Fangen wir zu spät an, führt das unweigerlich zu Stress. Eltern in unserer Idealfamilie sind vorbildlich, wenn sie für sich und die Kinder in stressigen Zeiten für genügend Schlaf, Bewegungsausgleich, gesunde Ernährung und Entspannung sorgen und nicht in solchen Momenten wütend und aggressiv werden.

Diese Traumfamilie gibt es nicht. Eltern sind gerade in unruhigen und angespannten Zeiten mit ihren eigenen Befindlichkeiten beschäftigt und können oft nicht so handeln, wie sie sich das von sich selbst wünschen. Wir haben es in der Pandemie gesehen. Familien standen vor der großen Herausforderung, ihr Familien- und Arbeitsleben umzuorganisieren. Die beiden Lockdowns haben gezeigt, dass das psychische Wohlbefinden von Eltern stark gelitten hat. So etwas bleibt nicht ohne Folgen; die Kinder waren die Leidtragenden.

Laut eines Berichts der Weltgesundheitsorganisation (WHO) über mentale Gesundheit haben etwa 20 Prozent der Kinder und Jugendlichen seit dieser Zeit mit psychischen Erkrankungen zu kämpfen. Die Coronazeit hat auch die Zahl der Menschen mit Essstörungen deutlich ansteigen lassen, wobei die betroffenen Personen immer jünger werden. Eine mögliche Erklärung ist, dass der Stress in der Pandemie nicht zu bewältigen war. Er hat bis heute Auswirkungen.

Befrage ich als Dozentin in der Fachhochschule die Studierenden, wie viel Stress sie haben, ordnen sie sich in dem Bereich zwischen sieben und zehn ein. Viele junge Menschen besitzen keine guten Bewältigungsstrategien; das Gefühl, zur Ruhe zu kommen, ist ihnen fremd.

Im Therapieprozess muss darüber gesprochen werden. Ich mache das auf meine Art. Meine Klient*innen lernen viel über die Stresshormone und wie sie mit ihren körperlichen Reaktionen in Verbindung zu bringen sind. Auch über die schädlichen Auswirkungen, die Daueralarm auf die psychische und körperliche Gesundheit hat. Wir gehen den Fragen nach, wieso sich Stress auf den Appetit auswirkt, warum wir manchmal nach einem anstrengenden Tag Fettiges oder Süßes essen möchten. Manche Menschen können bei hohen Anforderungen auch gar nichts essen. Aber entscheidend ist, dass wir lernen, gesündere Wege zu gehen.

In diesem Kapitel sind wir erst am Anfang und Sie wissen bereits, wie gestresst Sie sind und welche Stressfaktoren Sie davon abhalten, ein angenehmes Lebensgefühl zu haben. Die nächste Frage ist, ob der Stress Ihr Essverhalten beeinflusst. Bei den Antworten unten sind auch Mehrfachnennungen möglich.

Ein Beispiel soll es verdeutlichen. Angenommen, Sie behaupten von sich, dass Sie grundsätzlich einen guten Umgang mit Stress und gesunde Verhaltensweisen haben, die Ihnen helfen, diesen abzubauen. Dadurch können Sie von sich sagen, dass Stress keinen Einfluss auf das Essverhalten hat. Zu Ihnen passt die vierte der folgenden Antworten darauf, wie Sie auf stressige Situationen reagieren. Bei genauerem Überlegen fällt Ihnen aber vielleicht ein, dass Ihnen privater emotionaler Druck regelmäßig auf Appetit und Magen schlägt. Dann sollten Sie lieber das Kreuz bei Antwort drei setzen.

Was tun Sie nach einem stressigen Tag in der Regel?

1. Ich gehe nach Hause, fahre vorher im Supermarkt vorbei und kaufe ein Fertiggericht und Chips, lege mich auf das Sofa, streame eine Serie und will anschließend nichts mehr hören und sehen. Schaffe ich es doch nicht mehr zum Supermarkt, bestelle ich bei einem Lieferdienst Pizza und Co.
2. Ich gehe in die Küche, schmiere mir leckere Brote und danach esse ich Eis und Schokolade. Ich lege mich auf das Sofa und der Tag ist für mich gelaufen.
3. Ich bin so genervt und gestresst, dass ich kaum etwas herunterbekomme. Ich laufe unruhig im Haus herum, erledige unkonzentriert ein paar Hausarbeiten. Vor dem Zubettgehen esse

ich ein wenig. Ich falle in einen unruhigen Schlaf, erwache mit einem ängstlichen Gefühl und stelle mir die Frage, wie ich den Tag überstehen soll.

4. Ich komme nach Hause, esse ausgewogen, gehe eine halbe Stunde um den Block oder treibe Sport. Meistens gehe ich frühzeitig mit einem guten Buch ins Bett.

Haben Sie die Antwort eins oder zwei gewählt, gehören Sie zu dem Stressvielessertyp. Sie neigen dazu, nach Feierabend oder nach dem Stress viel zu essen. Hier ist nicht auszuschließen, dass Sie sich über den Tag nicht gut versorgen und dann in der Ruhe maßlos essen. Dabei kommen zwei Dinge zusammen, die das unkontrollierte Essen befeuern. Zum einen die schlechte Versorgung mit Nährstoffen und unzureichende Kalorienzufuhr während des Tages und zum anderen das eigentliche Stressessen.

Stressessen ist ein emotionales Essen. Das heißt, Sie sind satt, essen aber weiter, bis der Magen überdehnt ist. Der Effekt liegt auf der Hand. Ein voller Bauch kommt einem »Koma« gleich. Sie können nur noch liegen, nicht mehr nachdenken, nicht mehr fühlen und sich nicht mehr bewegen. Hier tritt vordergründig der Effekt ein, dass der Stress nicht mehr spürbar ist. Das ersehnte Gefühl der Ruhe kehrt endlich ein. Schleift sich dieses Verhalten ein, entsteht Übergewicht. Ich habe Klient*innen, die jahrelang Stressessen betrieben haben. Der Alltag fällt ihnen schwer und sie leiden unter depressiven Episoden. Das Leben ist eine Last, durch das Übergewicht wird das sichtbar dokumentiert.

Ein anderer Stressvielessertyp bevorzugt Süßigkeiten, Kuchen, Eis und Gebäck. Oft beginnen Menschen dieses Typs schon morgens Süßes zu essen. Am Ende des Tages haben sie Unmengen davon verdrückt. Selten finden sich vernünftige Mahlzeiten auf ihrem Speiseplan. Sie sind im Laufe des Tages häufig müde, haben das Gefühl, den Arbeitsalltag nicht zu schaffen und wegen ihres übermäßigen Zuckerkonsums sind sie völlig frustriert. Haben sie frei, schlafen sie öfter mehrere Stunden am Tag. Wenn sie dann wach werden, fühlen sie sich noch müder und schlechter, greifen wieder auf zuckerhaltige Lebensmittel zurück, in der Hoffnung, der Energiebringer Zucker mache sie fitter. Ein fataler Kreislauf. Überhöhter Zuckerkonsum macht übergewichtig und müde. Starke Selbstabwertung und das Gefühl zu versagen quält sie. Das Stressempfinden ist immer gegenwärtig.

Oder sind Sie eher der Typ, der unter Stress vergisst zu essen und zu trinken? Der sich über den Tag auf das Erledigen von Aufgaben und die Fertigstellung von Projekten reduziert? Dann haben Sie sicherlich Ihr Kreuz bei der Antwort drei gesetzt. Sie sind ein typischer Stresswenigessertyp. Im Laufe des Tages bekommen Sie nicht viel herunter, Sie fühlen sich getrieben und leiden öfter an Magen- und Darmbeschwerden. Sie haben Angst, die Arbeit nicht zu schaffen und leiden unter innerer Unruhe.

Das Gefühl von permanenter Unruhe und Getriebensein nehmen Sie mit nach Hause. Ein Abschalten ist nicht möglich. Der Bauch ist voll vom Tag, Sie können nur wenig und leichte Lebensmittel essen. Diese Klient*innen beschreiben auf Nachfrage, dass sie sich nicht erinnern können, wann sie das letzte Mal entspannt waren.

Zu den Stesswenigesser*innen gehört auch der unberechenbare Essertyp. Er kann eine Zeit lang viel zu wenig essen und dann am Abend überdurchschnittlich viel. Manchmal schafft er es, gesund zu essen. Aber am Ende ist es, über einen längeren Zeitraum gesehen, immer zu wenig. Es handelt sich um einen sorgenvollen Typ mit hohen Leistungsansprüchen, das persönliche Stressempfinden ist gleichbleibend hoch.

Sind Sie ein stressstabiler Esstyp, haben Sie sicherlich Ihr Kreuz bei Punkt vier gemacht. Solche Menschen sind »seltene Vögel« in meiner Praxis. Sie sagen deutlich, Stress habe keinerlei Auswirkungen auf ihr Essverhalten. Sie halten sich an klare Mahlzeitenstrukturen und sie achten auf einen ausgewogenen Speiseplan. Sie kommen meist zu mir, um eine kleine Gewichtskorrektur vorzunehmen. Mein Augenmerk lege ich auf das optimale Austarieren des Speiseplans, eine kontinuierliche Bewegung in der Woche und das deutliche Einschränken von Alkohol. Wir arbeiten häufig am »inneren Schweinehund«, der sie davon abhält, den gesünderen Lebensstil beständig in ihr Leben zu integrieren.

STRESS:

Der Wissenschaftler Hans Selye hatte den Begriff aus der Physik entlehnt: Stress bezeichnet dabei eine Veränderung eines Materials durch äußere Krafteinwirkung, mit der Folge von Anspannung, Verzerrung und Verbiegung.

2. DIE STRESSREAKTIONEN IM KÖRPER

Der Körper ist bestens dafür gerüstet, auf kurzfristigen Stress zu reagieren. Unsere Vorfahren haben genau dieses Bewältigungssystem benötigt, um zu überleben. Näherte sich ein gefährliches Tier oder ein befeindeter Stamm, musste der Körper von einem Moment auf den anderen in den Kampf-Flucht-Modus umschalten. Ein feines Zusammenspiel biochemischer Prozesse sorgt dafür, dass man in der Gefahrensituation schnelle Entscheidungen treffen kann, das Herz mit voller Kraft Blut in die Gliedmaßen strömen lässt und die Bronchien sich weiten, damit sie beim Flüchten oder Kämpfen ausreichend mit Sauerstoff versorgt werden. Gleichzeitig werden Zucker und Fett mobilisiert, damit beim Kämpfen oder Rennen genügend Energie zur Verfügung steht. Hatten unsere Vorfahren über Stunden nichts gegessen, garantierte die zusätzliche Energie das Überleben.

Bei akutem Stress haben sich die Menschen bewegt, was heute meistens nicht mehr der Fall ist. Das gereicht uns zum Nachteil, denn leider hat sich dieser Stress-Wirkmechanismus nicht an unser heutiges Leben angepasst. Wir sind evolutionär stehen geblieben. Die Menschen haben damals den Stress körperlich ausgelebt. Wir erleben ihn heute fast immer nur emotional. Der Körper drückt den Stress zum Beispiel durch Krankheit, Übergewicht, Ängste, massive Magen-Darm-Probleme, Bluthochdruck, Süchte, Burn-out und Herzprobleme aus.

Was hat sich verändert? Die Lebensweise hat sich verändert. Die Vorfahren waren Jäger und Sammler, dadurch immer in Bewegung und in Gefahrensituationen war der Körper besonders herausgefordert. Die zusätzlich bereitgestellte Energie konnte verbraucht werden. Die meisten Menschen arbeiten nicht mehr körperlich, sie haben im Arbeitsalltag eher eine sitzende Tätigkeit. Kommt Stress auf, läuft er genauso ab, wie oben geschildert. Der Unterschied liegt darin, dass wir versuchen, die Stressreaktion wie verstärkte Unruhe, schnellerer Herzschlag, Bewegungsdrang, erhöhtes Schwitzen und so weiter unter Kontrolle zu bekommen.

Empfinden wir Stress, können die Auslöser auf jeden Einzelnen unterschiedlich wirken. Ein und dieselbe Situation kann dem einen Menschen Stress verursachen, während ein anderer völlig gelassen damit umgeht. Wir schauen uns einmal eine solche Situation an: Angenommen, Ihr Chef, der offensichtlich schlechte Laune hat, zitiert Sie in einem ungehaltenen Ton in sein Büro. Jetzt gibt es mehrere Möglichkeiten, auf diese Situation zu reagieren. Einige werden sofort in Alarmbereitschaft versetzt. Blitzschnell entstehen innere Fragen, was sie falsch gemacht haben könnten, ob sie ihn verärgert haben, ob es Beschwerden gab. Die Angst vor dem Gespräch wird größer. Eine ganze Kaskade von Stresshormonen wird jetzt freigesetzt, der Körper reagiert mit Fluchtgedanken.

Ein anderer Mensch hingegen denkt in der gleichen Situation: »Verdammt, was hat er denn jetzt schon wieder? Der braucht nicht zu denken, dass er seine schlechte Laune an mir ausleben kann.« Er ist auf Angriff getrimmt. Auch hier steigt der Stress, aber der Kampf kann beginnen. Im besten Falle reagiert er gelassen und lässt die Situation auf sich zukommen.

Wir können aber davon ausgehen, dass in der oben geschilderten Situation auf die eine oder andere Weise unmittelbar nach der Aufforderung vom Chef, doch ins Büro zu kommen, Stress empfunden wird.

Biochemische Stoffe durchfluten den Körper, sodass wir blitzschnell von einem inneren Gleichgewicht in die Kampf-Flucht-Reaktion umschalten. Das ist ein Schutzmechanismus, mit dem wir optimal auf eine Gefahrensituation vorbereitet werden. Dabei spielt es keine Rolle, ob wir uns im Dunkeln auf der Straße verfolgt fühlen oder eine Rede halten müssen. Der Wirkmechanismus bleibt gleich.

Hier sind der Hypothalamus und die Hypophyse im Spiel. Die beiden sind wie alte Freunde gut miteinander vernetzt. Sie liegen ganz eng zusammen. Die Hypophyse, eine Hormondrüse, die wie eine kleine Erbse geformt ist, liegt in Höhe der Nase mitten im Kopf. Der Hypothalamus befindet sich darüber und hat eine übergeordnete Funktion. Um die Reaktionsmechanismen zu verstehen, gehen wir zu unserem Beispiel mit dem unleidlichen Chef zurück. Im Moment der Aufforderung, in sein Büro zu kommen, registriert das Gehirn: Gefahr im Anmarsch. Jetzt fädelt der Hypothalamus die Kampf-Flucht-Reaktion ein. Er bildet ein bestimmtes Hormon, das die Hypophyse in Gang setzen soll. Die Hypophyse reagiert auf den Hormonzuruf des Hypothalamus und bildet ein Alarmhormon. Das ist das sogenannte ACTH (adenocorticotropes Hormon) und regeglt die Ausschüttung des Stresshormons Cortisol. Jetzt sind wir auf Alarm getrimmt.

Über komplizierte Kommunikationsmechanismen werden die Stresshormone Noradrenalin, Adrenalin und Cortisol in der Nebenniere gebildet. Körperlich sind wir auf den Stress vorbereitet und können dem Chef gegenübertreten.

Noradrenalin hat die wichtige Aufgabe, unter Stress- oder Gefahrensituationen die Produktion von Adrenalin auszulösen.

Weiterhin sorgt Noradrenalin für eine erhöhte Herzfrequenz und steigenden Blutzuckerspiegel. Vermehrt fließt Blut durch die Skelettmuskulatur und das Gehirn wird vermehrt mit Sauerstoff versorgt.

Adrenalin ist unser Wachmacher – ein Schockmoment, und wir sind voll da. Wir fokussieren uns auf die Situation und setzen in diesem Augenblick ungeahnte Kräfte frei. Eine vorrangegangene Müdigkeit ist wie weggeblasen. Das Herz schlägt schneller, der Blutdruck steigt, die Bronchien werden weiter, damit die Atmung leichter fällt. Der Blutzucker steigt und die Fettreserven werden mobilisiert. Wir sind bereit zu kämpfen oder wegzurennen.

Cortisol ist ein Stresshormon, das die Aufgabe hat, uns kurzfristig leistungsfähiger zu machen. Es schützt den Organismus vor Überlastung und Entzündungen. Cortisol kann in der Not körpereigenes Fett und Eiweiß in Glukose umwandeln, sodass uns uneingeschränkt Energie für die belastende Situation zur Verfügung steht. Das Problem ist aber, dass unsere Vorfahren diese zusätzliche Energie tatsächlich gebraucht und genutzt haben. Sie mussten um ihr Leben rennen oder kämpfen. Wir sitzen unter Umständen viele Stunden am Tag und bewegen uns während der Arbeit wenig, sodass die bereitgestellte Energie nicht verbraucht wird. Die überschüssige Glukose wird in Glykogene umgewandelt und wieder im Fettgewebe eingelagert. Deswegen wird Cortisol auch als Dickmacherhormon bezeichnet. Kurzfristiger Stress dagegen hat keine Auswirkung auf das Gewicht.

Das Zusammenspiel dieser drei Hormone lässt uns in akuten Stresssituationen zur Hochform auflaufen. Wir haben dann ein erhöhtes Leistungs- und Konzentrationsvermögen. Dieser Bewältigungsmechanismus ist nur für kurzfristigen Stress geeignet. Ist er vorbei, werden die Stresshormone abgebaut, und wir können uns beruhigen. Körperfunktionen wie Puls und Blutdruck normalisieren sich, Hunger und Durst können wieder wahrgenommen werden und die Verdauung wird in Gang gesetzt. Ein ruhiges und klares Denken setzt ein.

3. DER CHRONISCHE STRESS

Krank machender Stress bedeutet, immer unter Strom zu stehen und nicht mehr zur Ruhe zu kommen. Für den Körper heißt das: fortwährend im Kampf-Flucht-Modus zu sein und ein permanentes inneres Ungleichgewicht. Die Stresshormone werden nicht mehr abgebaut, die Stressreaktionen laufen einfach weiter. Der Körper ist durchflutet von krank machenden Hormonen – und das bleibt nicht ohne Folgen.

Ich möchte von einer Klientin erzählen, die 15 Jahre in ihrer Essstörung gefangen war. Ihr Krankheitsverlauf war durchaus typisch. Es gab Phasen, in denen sie stark anorektisch und bulimisch war, aber auch Phasen, in denen sie gesünder lebte. Klinikaufenthalte und therapeutische Prozesse kannte sie zur Genüge. Seit drei Jahren arbeiten wir zusammen. Seit mehr als einem Jahr hat sie ein stabiles, gesundes Gewicht. Parallel befindet sie sich bei einer sehr erfahrenen Psychotherapeutin in Behandlung. Ein ständiger Begleiter war bis vor Kurzem ein Gefühl, chronisch gestresst zu sein. Inzwischen kann sie sich entspannen und ihre Freizeit genießen. Sie weiß: Wenn sie ihre Gefühle nicht ernst nimmt und für sich nicht einsteht, gerät sie unter Druck und empfindet großen Stress. Aber auch die »Essstörungsstimme« meldet sich, die sie heute allerdings gut ignorieren kann. Früher war der chronische Stress ein Brandbeschleuniger, so richtig in die Essstörung hineinzugeraten. Aus einem aktuellen Anlass, der sie wieder in dieses Stressgefühl brachte, nahmen wir uns dieses Themas an. Der Anlass war ein anstehendes Arbeitsgespräch, in dem sie eine Schieflage in ihren Arbeitsbedingungen und auch das zu niedrige Gehalt ansprechen wollte. Da sie eher schüchtern und introvertiert ist und aus ihrer Geschichte heraus nie das Recht empfunden hatte, etwas einfordern zu dürfen, geriet sie schon Wochen vorher unter Druck.

Aus der Antwort auf die Frage, wie die Klientin körperlich und psychisch mit Stress umgeht, filterten wir Folgendes heraus:

Wie reagiere ich auf Stress?

Körperlich	Psychisch
Eine innere Unruhe ist ständig zu spüren. Ich fühle mich rastlos. Ich fühle mich ständig erschöpft und ohne Energie. Meine Muskeln sind vor allem im Nackenbereich verspannt. Bei bestimmtem Stress entwickele ich einen starken Bewegungsdrang. Ich esse vermehrt Süßigkeiten.	Im Bett bin ich ununterbrochen am Grübeln und kann dadurch nicht einschlafen. Ich kann nicht mehr durchschlafen und wache zwischen zwei und vier Uhr auf und starre die Decke an. Ich fühle mich ständig gereizt. Ich könnte ständig weinen.
In der akuten Stresssituation spüre ich Druck auf der Brust und das tiefe Atmen fällt mir schwer. Kurz vor der Stresssituation muss ich ständig auf die Toilette. In der Stresssituation habe ich eine starke Durchblutung im Gesicht. Ich bekomme ganz rote Wangen und Ohren. Das ist mir sehr unangenehm.	Das Gefühl, überfordert zu sein und den Alltag nicht zu schaffen, ist übermächtig. Am liebsten würde ich einfach im Bett bleiben und die Decke über den Kopf ziehen. Ich bin depressiv. Ich werte mich ab.

Als ich ihr erklärte, welche chemischen Substanzen unter Stress ausgeschüttet werden und wie eng sie mit ihren Körperreaktionen zusammenhängen, war sie erleichtert. Sie dachte immer, sie sei nicht normal. Sie versuchte zum Beispiel die innere Unruhe zu unterdrücken. Dadurch wurde das Gefühl der Rastlosigkeit noch stärker, wie auch die starke Muskelanspannung. Sie verstand, dass der verstärkte Blutstrom ihr half, sich in einer akuten Stresssituation zu fokussieren und gute Entscheidungen zu treffen. Das rote Gesicht zeigte die gute Durchblutung an. Der Gedanke, dass auch andere Menschen unter der Gesichtsröte leiden, minderte ihr Schamgefühl. Weiterhin konnte sie sich erklären, warum sie in stressigen Zeiten so einen Heißhunger auf Süßes hatte. Die Zuckerdepots des Körpers müssen unter Stress aufgefüllt werden. Süßes verspricht dem Körper schnelle Energie.

Die Erkenntnis, dass alles bei ihr mit rechten Dingen zugeht, entlastete sie. Rückblickend wurde ihr klar, warum sie sich fortwährend in der Essstörung gestresst gefühlt hatte. Die Essstörung als solche war schon anstrengend genug. Aber die Stresssymptome zu unterdrücken ließ den Druck so stark ansteigen, dass das Erbrechen für einen kurzen Moment eine Erleichterung brachte. Das Gespräch mit der Chefin lief gut, all ihre Forderungen wurden berücksichtigt. Danach entspannte sie sich bewusst, um wieder zur Ruhe zu kommen.

Andauernder chronischer Stress hat auch Folgen für das Gehirn. Die stresstypischen Botenstoffe können zu massiven Konzentrationsproblemen und zu Migräneattacken führen. Wir wissen von Schüler*innen, dass sie unter anhaltendem Stress, zum Beispiel bei Trennung der Eltern, nicht mehr so gute Leistungen in der Schule abrufen können. Ich hatte einmal eine Klientin, die sich unter Dauerstress regelmäßig mit einer ganz schlimmen Migräne ins Bett legen musste. Sie dunkelte den Raum ab, trank lediglich, ging nicht ans Telefon. Durch vollkommene Abgeschiedenheit von der Außenwelt überstand sie die Migräne. Nach der Attacke nahm sie für kurze Zeit die Umwelt wie im Nebel wahr. Ihr war klar, dass einerseits die Migräneattacke für den akuten Stress stand, andererseits die Migräne sie zwang, aus dem stressigen Leben auszusteigen, um zur Ruhe zu kommen.

Chronischer Stress kann auch zu massiven Magen- und Darmproblemen führen, denn dabei wird die Blutzufuhr im Magen- und Darmbereich gedrosselt. Dauert der Stress zu lange an, kann es zu unterschiedlichen Erkrankungen wie Magenschleimhautentzündungen, Magengeschwüren und Reizdarm führen. Daher ist es unabdingbar, bei diesen Klient*innen – neben der fachlichen Beratung – die Behandlung um das Thema Stress zu erweitern. Weiterhin sorgt Daueralarm für einen hohen Blutdruck. Das Herz kommt aus dem Rhythmus, was zu Herzrhythmusstörungen oder im schlimmsten Fall zu einem Herzinfarkt führen kann. Weiterhin kurbelt der Stress Teile des Immunsystems an. Damit ist garantiert, dass wir in stressigen Momenten funktionieren. Aber sobald der Stress abflacht, können wir krank werden, weil Viren und Bakterien bei einem beanspruchten Immunsystem leichtes Spiel haben. Stresshormone sind auch die Gegenspieler anderer Hormone, so etwa vom zuckersenkenden Hormon Insulin. Der Stress schwächt die Wirkung von Insulin ab, was einen konstant hohen Blutzuckerspiegel zu Folge haben kann.

KRANK MACHENDER STRESS:

Stress wird durch Essstörungen, Hungerdiäten, Traumen, Krankheiten und bestimmte Ereignisse wie Scheidung oder Beziehungsabbrüche ausgelöst, sowie durch ständige Überforderung im Job und im Privatleben, auch durch die schlechte Angewohnheit, viele Dinge gleichzeitig zu erledigen. Weiterhin fördert Perfektionismus und Produktivitätsdruck das Stressgefühl.

4. STRESSWENIGESSER

Anorektische Menschen essen wie Magen- und Darmpatient*innen in stressigen Zeiten wenig – bis zur kompletten Essensverweigerung. Ihnen schlägt der Stress auf die Appetitwahrnehmung (wenn sie überhaupt vorhanden ist) und auf den Magen. Der Magen ist wie zugeschnürt, es geht nichts hinein. Das erschwert die Situation, denn gerade in solchen Lagen brauchen wir Kraft und Energie.

Es gibt Gruppen von Menschen, die gleich den Teufel an die Wand malen und auf jedes Ereignis mit einem enormen Stressgefühl reagieren. Die Stressforscherin Pamela Peeke hat herausgefunden, dass bei diesen Menschen das Alarmhormon unverändert hoch bleibt. Das Alarmhormon hemmt den Appetit, der hohe Cortisolspiegel signalisiert, das Stressprogramm läuft einfach weiter. Diese Menschen kommen nicht zur Ruhe. Sie essen restriktiv und häufig unberechenbar. Es geht von Verweigerung bis zum »Vollstopfen«. Sie schlafen unruhig, haben Angst zu erwachen. Sie haben eher einen niedrigen bis normalen BMI (Body-Mass-Index) und ihr Fitnessniveau ist in der Regel gut. Sie treiben oft viel Sport, um den Stress abzubauen. Allerdings kann die sportliche Tätigkeit ebenso zu einem Stressgefühl führen, da sie auch in diesem Bereich häufig ihren starken Leistungsgedanken ausleben. Der geistige und emotionale Zustand dieser Menschen ist instabil. Sie haben chronische Angst und sind immer in Sorge, anstehende Dinge nicht zu schaffen. Ihre Stimmungslage ist melancholisch, unruhig, oft traurig. Sie möchten alles kontrollieren und setzen sich zu hohe Ziele, die wiederum das Stressgefühl befeuern. Sie sind häufig frustriert und haben das Gefühl, kein Vergnügen empfinden zu können.[17]

Die oben genannten Beobachtungen treffen genau auf meine Bauchpatient*innen sowie die essgestörten Personen zu. Weiterhin schildern mir meine Klient*innen, dass ein gesellschaftliches Ereignis wie eine Party sie eher anstrengt. Sie befinden sich zwar mitten im Geschehen, können aber das Gefühl von Vergnügen nicht empfinden. Sie sind nicht in der Lage loszulassen, die Kontrolle abzugeben und das Fest zu feiern. Das befeuert wiederum das Gefühl von Frustration. Sie werden traurig beim Zuschauen, wie die anderen die Party und das Leben genießen.

In diesem Zusammenhang ist eine besondere Form der Essstörung zu erwähnen, die ein neurogastroenterologisches Erkrankungsbild hat, wie Reizdarm, Reizmagen, Schluckbeschwerden, chronische Schmerzen im Magen-Darm-Trakt oder Angst vor Erbrechen.

Diese Klient*innen entwickeln massive Ängste vor den Beschwerden und ihren Auswirkungen. Sie beobachten akribisch, was sie essen und welche Schmerzen diese Lebensmittel auslösen. Die Konsequenz ist, dass sie diese vom Speiseplan streichen. Am Ende bleibt nur noch eine Handvoll Lebensmittel über. Nicht selten isolieren sie sich. Ihre Angst ist groß, dass unangenehme Beschwerden wie Durchfall, Erbrechen oder starke Blähungen in der Öffentlichkeit entstehen könnten.

Die Essstörung heißt ARFID (Avoidant Restrictive Food Intake Disorder), eine vermeidend-restriktive Störung der Nahrungsaufnahme. Sie beginnt häufig bereits im Kindesalter, kann sich jedoch zu jeder Zeit entwickeln. Einher geht sie mit Untergewicht und einem akuten Nährstoffmangel. Diese Menschen haben aber kein Problem mit ihrem Körperbild – sie haben Angst vor Lebensmitteln.

So ganz eindeutig ist hier nicht zu sagen, was zuerst da war. Entsteht die gestörte restriktive Nahrungsaufnahme durch die Beschwerden oder wurden die Beschwerden erst durch das restriktive Ernährungsverhalten verstärkt? Am Ende ist diese Frage nicht entscheidend, denn die Betroffenen brauchen Unterstützung, um aus dem Vermeidungsverhalten aussteigen zu können.

Eine meiner Klient*innen hat mir erlaubt, ihre kleine Krankheitsgeschichte zu erzählen. Vor einiger Zeit kam diese junge Frau mit einer sehr einnehmenden positiven Ausstrahlung zu mir in die Beratung. Sie erzählte mir, dass sie seit Jahren lediglich trockene Nudeln, Bratwurst, Leberwurstbrote, Nutellabrot, Vanille-Stracciatella-Joghurt, Laugengebäck und Äpfel essen kann. Als Kind aß sie auch schon nur bestimmte Lebensmittel und fand alle Gemüsesorten immer eklig. Vor einigen Jahren übergab sie sich so stark, dass das Erbrochene auch durch die Nase floss. Sie entwickelte darauf eine große Angst vor dem Erbrechen. Allein der Gedanke daran ließ sie fortan vermeidend essen. Lebensmittel, die eine weiche, wabbelige Konsistenz haben oder im Mund zerfallen, lösen seitdem Ekel aus.

Weiterhin kann sie keine faserreichen Lebensmittel essen. Wegen ihrer Angst vor dem Erbrechen ist sie in psychotherapeutischer Behandlung. Eine Veränderung ihres Ernährungsverhaltens möchte sie jetzt in Angriff nehmen.

Eine ihrer ersten Aufgaben war, sich ein Gemüse auszusuchen, das sie täglich zu sich nimmt. Die Wahl fiel auf die Paprika. Sie lernte durch den regelmäßigen Verzehr der Paprika, dass von ihr keine Gefahr ausgeht. Weiterhin lernte sie den Geschmack der Paprika anzunehmen und sogar als gut zu empfinden. Inzwischen haben wir ihren Speiseplan bereits mit sieben neuen Lebensmitteln aus unterschiedlichen Nährstoffgruppen erweitert. In der letzten Sitzung erarbeiteten wir einen kompletten Wochenplan mit vollständigen Mahlzeiten. Ich bin gespannt auf die Umsetzung. Ich kann mir gut vorstellen, dass die junge Frau gerade an ihrer Erfolgsgeschichte arbeitet. Natürlich wird sie nie so vielseitig und unbefangen essen können, wie sie sich das wünscht, aber eine deutliche Verbesserung ist möglich. Außerdem weiß sie, dass dieser Prozess lange dauern wird.

5. STRESSVIELESSER

Dieser Esstyp begegnet mir täglich in meiner Praxis. Zu ihm gehören Menschen, die in akuten Stresssituationen ins chaotische Essen verfallen.

Vor einigen Jahren suchte mich eine Klientin mit Übergewicht auf. Sie schilderte, dass sie in ihrem verantwortungsvollen Beruf häufig das Gefühl der Überforderung habe und permanent gestresst sei. Sie nahm mit viel Disziplin ab und blieb der Beratung fern. Vor Kurzem rief sie wieder an, um einen erneuten Termin zu vereinbaren. Das alte Gewicht war wieder da. Ich nahm mir Zeit, mit ihr zu besprechen, dass sie einen fürsorglicheren Weg gehen müsse, wenn sie langfristig Gewicht verlieren und es halten wolle. Das Gewicht und ihr Essverhalten stand schließlich für eine Schieflage in ihrem Leben. Ein diszipliniertes Verhalten wäre dem Kern ihres Problems nicht gerecht geworden. Es folgten einige sehr emotionale Sitzungen. Sie versuchte tagtäglich, einen adäquaten Speiseplan umzusetzen, mit entsprechender Bewegung, sodass die ersten Kilos fielen und sie sich insgesamt wohler fühlte.

Die letzte Sitzung offenbarte das ganze Ausmaß ihres Stresses und des Gefühls, in einer Sackgasse festzustecken. Sie arbeitet in einer Struktur, die keine gesunde Lebensführung zulässt. Eine Mahlzeit in Ruhe einzunehmen ist fast unmöglich. Sie kann nicht auf ihr Hungergefühl hören und die Esspausen dementsprechend legen, da andere ihren Arbeitseinsatz planen und ihre Wünsche nicht gehört werden, wie sie berichtete. Die Verantwortung erdrücke sie, die Arbeitsbelastung sei viel zu hoch, die Arbeitszeiten zu lang. Ihr Leben bestehe aus Arbeiten, Schlafen, Arbeiten. Seit der Pandemie liege ihr Privatleben brach und häufig verbringe sie ihre Freizeit auf dem Sofa. Hinzu komme, dass in dieser Ausnahmesituation ihr Ernährungsverhalten gänzlich gekippt sei. Das wiederum befeuerte das Gefühl, nichts hinzubekommen, und löste weiteren Stress aus.

Exemplarisch schauten wir uns so einen stressigen Tag einmal genauer an. Er begann mit einem gesunden Frühstück. Bis um elf Uhr war sie schon so gestresst, dass ihr alles egal war. Bis zum Nachmittag hatte sie bereits Berliner, mehrere Kuchenstücke und ein Eis gegessen.

Sie wollte nichts mehr fühlen, sie wollte keine Verantwortung mehr und sie wollte das Stressgefühl »wegmachen«. Außerdem hatte sie den Eindruck, dass sich gerade in diesen belastenden Zeiten das prämenstruelle Essen massiv verstärkte und seltsame Gelüste hervorbrachte. Am Abend überlegte sie, dass es sinnvoll wäre, etwas Gesundes zu essen, aber es passte nichts mehr hinein. Todunglücklich legte sie sich hin und schlief.

Der Alltagsstress ist für meine Klientin nicht auszuhalten, daher versucht sie, durch Kuchen und Co. vergeblich den Druck wegzuessen. Es ist eine Mischung aus Belohnungsessen, Frustessen und dem Gefühl, sich betäuben zu wollen. Essen wird als »Narkosemittel« eingesetzt, um nichts mehr fühlen zu müssen.

Stressvielesser*innen essen nicht aus einem tatsächlichen Hungergefühl heraus. Es ist vielmehr ein stressindiziertes Essen. Pamela Peeke meint dazu, das liege an dem zu niedrigen Alarmhormongehalt in Verbindung mit dem normalen Cortisolgehalt. Betroffene Frauen haben vor allem in stressigen Zeiten durch das Ungleichgewicht der Hormone einen enormen Appetit, der nicht zu stillen ist.

»Im Endergebnis wird also weniger Alarmhormon als Cortisol freigesetzt. Ein Ungleichgewicht entsteht. Da Cortisol den Appetit anregt, führt das Ungleichgewicht zum Überessen.«[18]

Dieser abgeschwächte Hormoncocktail sorgt dafür, dass sich die Betroffenen beim Erwachen schon müde fühlen und im Laufe des Tages unter Abgespanntheit leiden. Sie reagieren empfindlicher auf Stresssituationen. Fett- und zuckerhaltige Speisen sowie ein erhöhter Kaffeekonsum versprechen Energie und mehr Wachheit. Leider entsteht durch dieses Verhalten ein krankhaftes Übergewicht.

Zusammenfassend können wir sagen: Stressvielesser*innen verzehren exzessiv Zucker und Fett. Sie sind permanent müde und können sich schlecht auf Stress einstellen. Sie leiden an Übergewicht und an einer funktionalen Depression. Sie haben das Gefühl, dass ihnen alles zu viel wird. Erschöpfung, Verzweiflung und Traurigkeit nehmen zu. Ihr Belohnungssystem funktioniert nicht. Sie sind ständig auf der Suche nach Befriedigung und Stresslösung im Essen. Hoffnungslosigkeit macht sich breit.

STRESSESSEN:

Nervöses Essen, das bei hoher Stressbelastung auftritt, ist ein impulsives, nicht zu kontrollierendes Verhalten.

6. STRESSSTABIL DURCH ERNÄHRUNG

Ich begegne Menschen in meiner Praxis, die durch chronischen Stress oftmals an einen kritischen Punkt in ihrem Ernährungsverhalten und bei der Gesundheit angekommen sind. Sie essen chaotisch: zu wenig, zu fettig, zu süß, viele Kleinigkeiten über den ganzen Tag verteilt, manchmal nichts oder abends zu viel. Sie haben die Bewegung eingestellt oder bewegen sich zu viel. Entspannung fühlen sie nur noch selten oder gar nicht. Der chronische Stress hat sie im Griff.

Ein guter Essrhythmus und eine gute Auswahl an Lebensmitteln helfen, mit Stress umzugehen. Aber ganz entscheidend ist auch, wie gegessen wird. Essen wir vor dem Computer, telefonieren wir oder spielen wir dabei am Handy, schauen wir vielleicht fern oder sind wir anderweitig beschäftigt?

Sind wir abgelenkt, können wir uns nicht auf das konzentrieren, was auf dem Teller liegt. Wir nehmen den Geschmack der Speisen nicht richtig wahr, ebenso wenig wie die Körpersignale Hunger und Sättigung. Am Ende suchen wir weiter nach Essen, weil wir eine geschmackliche Befriedigung und das Gefühl von angenehmer Sättigung nicht wahrnehmen können. Sich für jedes Essen Zeit zu nehmen, ist wichtig. Daher üben meine Klient*innen, für die Mahlzeiten wirkliche Pausen einzulegen. Diese Ruhepausen bedeuten, nichts nebenher zu machen und achtsam zu essen.

Schaffen Sie sich eine schöne Atmosphäre und essen Sie langsam. Sie dürfen alles essen. Es gibt keine verbotenen Lebensmittel. Haben Sie großen Hunger, dann sind Süßigkeiten als Wahl nicht günstig, weil sie den Blutzuckerspiegel ansteigen lassen und dadurch Heißhungeranfälle drohen. Genau das wollen wir vermeiden. Eine Süßigkeit als Nachtisch wäre doch eine gute Alternative.

Fragen Sie sich Folgendes vor dem Essen:

- Habe ich großen oder kleinen Hunger?
- Was möchte ich essen? Auf was habe ich Lust?

- Was kann ich tun, um zu Hause oder bei der Arbeit in entspannter Atmosphäre essen zu können?
- Was hilft mir, die Sättigung besser wahrzunehmen?
- Wie kann ich belastende Gedanken über das Essen loslassen, damit der Stress nicht schon während der Mahlzeit ansteigt?
- Was tut mir beim Essen gut?

Spüren Sie eine große Anspannung vor der Mahlzeit, dann nehmen Sie sich einen Moment Zeit, um ein wenig zur Ruhe zu kommen. Erst dann beginnen Sie mit dem Essen. Auch gutes Kauen kann Stress abbauen.

Gerade unter Stress sollten die Mahlzeiten geplant werden. Ein guter Wochenplan hilft, durch eine arbeitsreiche und stressige Zeit zu kommen. Sobald Zeit vorhanden ist, kochen Sie ein Gericht in einem großen Topf und frieren es dann portionsweise ein. So können Sie in der Not schnell auf eine vollwertige Mahlzeit zurückgreifen und die Versuchung, schnell Essen zu organisieren, entfällt.

Die Zusammensetzung der Mahlzeiten ist wichtig, wie auch der Kaloriengehalt. Essen Sie unterkalorisch, ist das gerade in stressigen Zeiten kontraproduktiv. Die drei Hauptmahlzeiten sollten aus Eiweiß, Kohlenhydraten, Fetten, Mineralstoffen und vitaminreichen Lebensmitteln (wie Obst und Gemüse) bestehen.

Hochwertiges Eiweiß finden wir in Hähnchen- und Putenbrust (in Bioqualität), Fisch, Meeresfrüchten, Tofu, Hülsenfrüchten jeglicher Art, Nüssen und Milchprodukten ohne Zusätze.

Hochwertige Kohlenhydrate finden wir in Vollkornbrot, Vollkornhaferflocken und -cerealien, Vollkornnudeln, Vollkornreis, Hülsenfrüchten und Obst.

Hochwertige Fette sind flüssige Öle wie Olivenöl, Rapsöl, Weizenkeimöl, Walnussöl, Leinöl und andere. Am besten sind kalt gepresste Öle.

Vitamine finden wir in Vollkornprodukten, Milchprodukten, Obst und Gemüse wie auch in Fleisch und Fisch.

Mineralstoffe finden wir in Nüssen, Käse, Kräuter, Getreide, Kartoffeln, Milch, Meeresfrüchten, Obst sowie in Wasser.

Diese oben genannten Lebensmittel liefern uns alles, was der Körper unter besonderen Herausforderungen braucht. Hier sind zum Beispiel die B-Vitamine wie B1, B2, B6 und B12 zu nennen. Sie bilden die Voraussetzungen für ein gutes Nervenkostüm und spielen eine Rolle bei der Energiegewinnung. Vitamin E wirkt antioxidativ und trägt zu einer guten Sauerstoffversorgung bei. Zudem schützt es unsere stressgeplagten Zellen. Die Vitamine A, C und E unterstützen das Immunsystem, das unter Stress zu kämpfen hat. Sie sind regelrechte Stresspuffer. Mineralstoffe wie Magnesium, Kalzium und Kalium dürfen nicht fehlen. Magnesium brauchen wir für eine gute Nerven- und Muskelfunktion. Sind wir ausreichend mit Magnesium versorgt, leiden wir nicht so schnell unter Ermüdungserscheinungen. Kalzium ist für die Reizweiterleitung und den Energiestoffwechsel wichtig. Kalium wirkt zusätzlich regulierend auf den Blutdruck.

Das hochwertige Eiweiß sollte in den Hauptmahlzeiten Frühstück, Mittagessen und Abendbrot zu finden sein. Um Heißhungerattacken am Nachmittag oder am Abend wegen zuckerhaltiger oder fetthaltiger Lebensmittel zu vermeiden, sollte eine Zwischenmahlzeit aus wertvollen Nährstoffen bestehen, zum Beispiel Naturjoghurt mit Obst oder mit Nüssen und Beeren. Wer es herzhaft mag, kann etwa Gemüse mit einer vegetarischen Paste essen. Lightprodukte gehören auf keinen Fall auf den Teller. Untergewichtige Mädchen und Frauen sollten den Joghurt mit Vollkorncerealien ergänzen. Ein Vollkornbrot mit Käse und ein Stück Obst ist in diesem Fall durchaus zu empfehlen, wenn die Kalorienzufuhr unzureichend ist.

Eine Tasse Milchkaffee als Zwischenmahlzeit ist dagegen keine Option. Durch die Milch steigt der Blutzuckerspiegel an und dämpft den Hunger. Später kann das zu einem Heißhungeranfall führen, das Gleiche gilt auch für süße Getränke. Wenn wir ausreichend Wasser trinken, hat es einen vitalisierenden Effekt und unser Gehirn kann besser arbeiten.

Wer Süßigkeiten essen möchte, plant sie in der Gesamtbilanz mit ein. Entscheidend ist, sie in Ruhe und mit Genuss zu essen. Verbote machen nie Sinn.

7. STRESSSTABIL DURCH BEWEGUNG

Ziel ist es, das Stressgefühl durch Bewegung abzumindern. Körperliche Aktivität bewirkt, dass die Cortisolausschüttung ausgebremst wird. Dadurch können körperliche Anspannungen gelöst und seelische Reaktionen auf Stress gelindert werden. Bei regelmäßiger Bewegung im gesunden Maß können die eigenen Widerstandskräfte in stressigen Zeiten aufgebaut werden.

Menschen, die im Übermaß Sport treiben und zu wenig essen, schaden ihrer Gesundheit. Der ganze Körper leidet, irreparable Schäden können entstehen. Außerdem kommt es zu einer überbordenden Belastung, die zusätzlich Stress für den Körper bedeutet.

Mit Bewegung bringen wir die Stresshormone ins Gleichgewicht und gleichzeitig schüttet der Körper Glückshormone aus. Als Erstes wird durch die körperliche Aktivität vermehrt Sauerstoff in die Zellen transportiert, das regt den Stoffwechsel an. Im nächsten Schritt können die Blutfette und der Blutzucker abgebaut werden, was uns vor Übergewicht und zum Beispiel vor der Volkskrankheit Diabetes Typ 2 schützt. Das harmonisierende Hormon Endorphin macht gute Laune.

Entscheidend ist, dass Ihnen der Sport Spaß macht. Hier ist es erst einmal egal, ob Sie einen ausgiebigen Spaziergang an der frischen Luft machen, tanzen oder ins Fitnessstudio gehen. Wichtig ist, nicht zu übertreiben und gemäß Ihres Leistungsniveaus zu trainieren. Weiterhin kommt es auf die Regelmäßigkeit an. Wiederholter Sport ist ein regelrechter Stresspuffer. Ein gutes Fitnessniveau lässt uns in belastenden Situationen gelassener reagieren. Die Weltgesundheitsorganisation empfiehlt gesunden

Erwachsenen 150 Minuten in der Woche Bewegung bei mittlerer Intensität.

Leider schwindet gerade unter Stress die Motivation für Sport. Das Sofa erscheint in diesen Zeiten verlockender, als sich aufzuraffen und sich zu bewegen. Der innere Schweinehund ist riesengroß. Bewegung fühlt sich nach einem anstrengenden Tag wie eine zusätzliche unangenehme Tätigkeit an. Das Belohnungssystem signalisiert uns: Nicht der Sport, sondern das Sofa und das süße Nichtstun sind die Belohnung.

Der Mann einer meiner übergewichtigen Klient*innen, ist ihr ganz persönlicher, personifizierter Schweinehund. Er arbeitet körperlich und freut sich abends auf sein gemütliches Sofa und sich eventuell beim Lieferdienst etwas zu bestellen. Meine Klientin hat bereits acht Kilo abgenommen. Seit etwa drei Monaten gibt es aber einen Gewichtsstillstand. Sie ist wütend auf ihren Mann, der sie dazu verführt, mit ihr am Abend auf dem Sofa zu entspannen. Sobald sie sitzt, kann sie sich nicht mehr zum Sport aufraffen, obwohl die Bewegung einen Ausgleich zu ihrer sitzenden Tätigkeit darstellen würde.

Laut Wikipedia ist der innere Schweinehund eine Willensschwäche, die eine Person daran hindert, als unangenehm empfundene Tätigkeiten auszuführen. Dabei ist es egal, ob es um die Steuererklärung, Hausarbeit oder Sport geht. Am Ende gilt es, den inneren Schweinehund zu überlisten und die Bewegungsunlust zu überwinden.

Die Erfahrungen aus meiner Arbeit zeigen, dass das »Machen« der Schlüssel ist. Legen Sie fest, an welchen Tagen Bewegung stattfinden soll. Nicht nachdenken, einfach tun. Sobald Sie die Erfahrung machen, dass Sport guttut, für gute Laune sorgt und sich das Leistungsniveau verbessert, gibt das Belohnungssystem das Signal: Sport ist der richtige und ausgleichende Weg. Also heißt das Motto: Einfach loslegen und machen, dann überwinden Sie auch Ihren inneren Schweinehund.

8. STRESSSTABIL DURCH ENTSPANNUNG

Die Eingangsfrage zu der Beratung rund um das Thema Entspannung lautet immer: Wie fühlt sich für Sie Entspannung an? Dabei werden meine Klient*innen angehalten, darüber nachzudenken, wie sich Entspannung körperlich, geistig und psychisch bemerkbar macht.

Eine Klientin hat folgende Definition für sich gefunden:

Unter Entspannung verstehe ich

- eine optimale Darmentleerung
- niedrige Muskelspannung
- innere Ruhe
- kreative Ideen
- Gedanken, die sich auf diesen Moment beziehen, nicht auf die Vergangenheit oder Zukunft
- Selbstbestimmtheit, keine Fremdbestimmtheit

Als ich mich mit dem Thema Entspannung näher befasst habe, fiel mir eine ganz einfache Definition in die Hände, die ich fortan verwende:

Entspannung bedeutet, etwas ohne Ziel zu tun.

Ich dachte darüber nach, was das genau heißt. Früher las ich gerne Fachliteratur im Bett. Mein Mann fand das nicht gut, er war der Meinung, im Bett wird nicht gearbeitet. Ich entgegnete, dass es egal sei, ob ich einen Roman oder einen Fachartikel lese, ich sei in beiden Fällen entspannt. Bei genauerer Betrachtung stimmte diese Aussage aber nicht, denn ich las die fachlichen Abhandlungen mit dem klaren Ziel, das neue Wissen mit dem alten zu verknüpfen und abzuspeichern. Ich war alles andere als entspannt. Lese ich heute einen Roman, spielt es keine Rolle, wie viel und wie lange ich lese. Ich tue es aus der Freude heraus, in eine gute Story einzutauchen und unterhalten zu werden.

Viele meiner Klient*innen sind kaum in der Lage, sich zu entspannen. Oftmals können sie sich nicht erinnern, wann sie das letzte Mal zur Ruhe gekommen sind. Entspannung sollte täglich als Einheit geübt werden, nur wie? Viele Therapeut*innen arbeiten mit hilfreichen Entspannungstechniken. Oftmals sind Kurse wie Yoga, Pilates oder Progressive Muskelentspannung eine gute Option.

Ich nutze eines unserer Sinnesorgane, um spielerisch zur Ruhe zu kommen. Meistens haben die Menschen ein besonderes Sinnesorgan, mit dem sie die Umwelt vornehmlich wahrnehmen. Das könnte auch zu einem Kanal werden, der die Entspannung möglich macht.

Wie finden wir heraus, welcher der Sinne unser bevorzugter ist? Stellen Sie sich vor, Sie verbringen einen wunderbaren Wintertag in den Bergen. Danach berichten Sie, wie das Erlebte war.

Der visuelle Typ erzählt in Bildern, die er über das Auge wahrgenommen hat, wahrscheinlich mit entsprechenden Begriffen. »Du kannst dir gar nicht vorstellen, wie **malerisch** die Natur **aussah.** Der **Ausblick** ins Tal war gigantisch. Überall **glitzerte** der Schnee in der Sonne wie kleine **Diamanten.** Für mich war es ein **wunderschöner Anblick.**«

Der auditive Typ erzählt den Tag in Bildern, die er über das Ohr wahrgenommen hat. Sein Bericht könnte folgendermaßen ausfallen: »Es war ein unglaublicher Tag. Die Landschaft lag **völlig still** vor uns, nur von ganz weit her **ertönte Kinderlachen,** sonst war das einzige **Geräusch,** das wir **hörten,** unser eigener Atem, wenn es bergauf ging.«

Der **kinästhetische Typ** erzählt den Tag, wie er ihn über den Körper wahrgenommen hat: »Wir sind bergauf **gestapft,** das war eine große **körperliche** Herausforderung im Schnee. Obwohl es so **kalt** war, kamen wir ins **Schwitzen,** so hat uns das Wandern **angestrengt.** Als wir oben ankamen, brauchte es eine Zeit, bis das Herz sich beruhigte. Der Tag endete in einer Berghütte mit einer **entspannten** Gemütlichkeit.«

Sehen Sie sich eher beim **visuellen** Typ, wird eine Entspannung vielleicht über das Auge funktionieren. Dieser Typ nimmt die Welt über Bilder wahr. Hier könnte ein Museumsbesuch, ein Fotobuch oder ein Bildband die ersehnte Entspannung bringen. Sudoku spielen und Lesen beispielsweise können den gleichen Effekt haben. Der visuelle Typ kann über optische Reize lernen, regelmäßig zur Ruhe zu kommen und sich zu entspannen.

Der **auditive** Typ kann gut zuhören, er hört auch seine eigene Stimme gerne, indem er sich mit sich selbst unterhält. Eine Klientin, die die Welt vor allem über die Ohren wahrnimmt, berichtete mir, dass sie sich als Kind mit schnurrenden Lauten und einem summenden Selbstgespräch beruhigt hatte. Sie fand die Erinnerung großartig, zu Hause wollte sie diese Technik aufleben lassen. Der auditive Typ denkt in Sätzen und Worten, nicht in Bildern. Über das Gehör, zum Beispiel Musik und Hörbücher, bekommt er einen Zugang zur inneren Ruhe. Auch eine angenehme Stimmfarbe kann ihn zur Entspannung führen.

Der **kinästhetische** Typ achtet sehr auf Bewegung und seine Gefühle. Er treibt gerne Sport. Er nimmt seine Umwelt wahr, indem er sie ertastet. Von ihm werden Sie bei der Begrüßung fest umarmt. In der Regel hat er eine intensive Körpersprache. So liegt es auf der Hand, dass er in Bewegung zur Ruhe kommt. Meditatives Wandern, Spazierengehen, Sportarten wie Yoga und Ähnliches lassen ihn vom Alltag Abstand nehmen.

Es gibt auch Mischtypen. Manchmal lohnt sich der Blick in die Kindheit. In welchen Situationen waren wir als Kinder im Hier und Jetzt? Manchmal können wir diese Erfahrungen in die heutige Situation mit herübernehmen. Auf jeden Fall ist es unerlässlich, in stressigen Zeiten Entspannung einzusetzen.

Kapitel 12:

DIE KÄMPFERIN ERZÄHLT DIE GESCHICHTE IHRER ESSSTÖRUNG (BULIMIE)

Ich habe mich sehr gefreut, als die Klientin mit der vorliegenden Lebensgeschichte dem Interview zustimmte. Sie macht deutlich, dass das Überwinden einer Essstörung Jahre, sogar Jahrzehnte dauern kann. Egal, wie lange man eine Essstörung hat, egal, wie alt man ist, egal, ob man in der Diagnose den Zusatz »chronifiziert« stehen hat, es lohnt sich immer zu kämpfen. Bei meiner Klientin traf alles zu.

Vor eineinhalb Jahren kam eine sportliche, schlanke Frau zu mir in die Beratung. Sie war zu diesem Zeitpunkt Mitte dreißig, erfolgreich im Beruf, lebte in einer Beziehung und war seit 20 Jahren Bulimikerin, mit anorektischen Phasen. Ihr Essverhalten war desaströs. Das Ungewöhnliche an ihrer Krankheitsgeschichte war, dass sie viele Jahre ihre Essstörung unter Verschluss hielt und mit niemandem darüber sprach. Sie war daran gewöhnt, ihre Probleme allein zu lösen und zu funktionieren. Sie beschrieb, dass sie permanent unter Stress stehe und das Abschalten kaum möglich wäre. Sie müsse funktionieren und produktiv sein. Sie wirkte kompetent, offen, freundlich, tatkräftig, und ihre lebendigen Augen vermitteln einem das Gefühl, dass sie alles wahrnimmt. Aber das, was sie erzählte, war ein Weg mit vielen Höhen und Tiefen.

DIE KÄMPFERIN

»Ich war ein sehr selbstzweifelndes Kind. Wenn man mich zum Beispiel etwas fragte, antwortete ich nicht, obwohl ich es wusste, aus der Angst heraus, etwas Falsches zu sagen. Ich war auch immer sehr darauf bedacht, dass es den Leuten in meiner Umgebung gut ging. Ich habe auch früh gelernt, Sorge um meine Eltern zu haben.

Das erste Mal, dass das Gewicht für mich ein Thema war, muss ich zwischen 12 und 14 Jahre gewesen sein. Ich war bereits in der Pubertät. Ich habe da eine Szene im Kopf, dass ich im Badezimmer saß und zu meiner Mutter sagte: ›Meine Oberschenkel sind viel zu dick.‹ Daraufhin ist meine Mutter mit mir zum Arzt gefahren, das habe ich noch sehr gut in Erinnerung. Die Ärztin sagte zu mir: ›Du bist normalgewichtig. Du bist sogar sportlich und schlank. Es ist alles in Ordnung.‹ Ich weiß noch, dass mich das gefreut hat und ich erst mal beruhigt war.

Ab da war meine Figur ein Thema. Außerdem habe ich gerne und viel gegessen, auch als Jugendliche, und da gab es öfters den Hinweis, ob das denn noch sein müsse. Hinzu kam, dass ich ganz schlimme Hautprobleme hatte und mir wurde gesagt, das komme von der Mayonnaise. Meine Mutter selbst war auch in Sachen Diäten unterwegs. Sie war damals sehr schlank. Ich habe Einläufe und entsprechende Materialien im Badezimmer hängen sehen. Das Thema Figur war einfach präsent in unserer Familie.

Als ich 14 Jahre alt war, trennten sich meine Eltern und ich lebte mit meiner Mutter und meiner Schwester alleine. Ich kann mich nicht erinnern, wie ich die Trennung meiner Eltern gefühlsmäßig wahrgenommen habe. Ich weiß nur, dass es mir wichtig war, nach außen hin sehr stark zu sein und Verantwortung zu übernehmen. Zum Beispiel so Sätze wie: ›Jetzt müssen wir ein wenig auf das Geld achten‹, habe ich sehr ernst genommen und ab da nur noch das Günstige auf einer Speisekarte ausgewählt. Solche vermeintlichen Nebensätze habe ich wie ein Schwamm aufgesogen: ›Der Papa hat eine Freundin und die Mama noch nicht.‹ Das Gesagte hinterließ einschneidende Spuren und die Sorge im Speziellen um meine Mutter und auch um den Vater wurde extrem groß.

Meine Mutter war immer sehr darauf bedacht, uns emotional abzuholen. Rein theoretisch hätten meine Gefühle und all das, was die Pubertät so mit sich bringt, einen Platz haben können. Meine Mutter ist sehr offen, sehr emotional und sensibel und merkt eigentlich, wenn es mir nicht gut geht. Aber durch die Rollenverteilung konnte ich die Nähe der Mutter und das Emotionale nicht zulassen. Mein Vater glänzte durch Abwesenheit und eher durch das Nichtemotionale. Das eine war zu viel und das andere war gar nichts. Also konnte ich nirgendwo meine Gefühle ablassen und habe in diesem Moment meine Befindlichkeiten, meine Gedanken und Gefühle verschlossen.

Mit 17 Jahren habe ich dann zum ersten Mal gehungert. Diese Phase war geprägt durch die Sorge um meine Mutter, die zu diesem Zeitpunkt an einer Depression erkrankte und in eine Klinik musste. Und in dieser Zeit bekam ich ganz viel positive Bestätigung über meinen schlanken Körper. Das hat mich dazu gebracht weiterzumachen. Die Mischung hat es gemacht. Es war eine positive Bestätigung in einer schwierigen Zeit. Irgendwie fatal!

Es gab Tage, wo ich nur Obstteile gegessen habe oder ich habe einfach Mahlzeiten weggelassen. Das war auch ganz einfach. Aufgrund der Depression meiner Mutter und des Klinikaufenthaltes gab es keine geregelten Mahlzeiten mehr. Bis zu ihrer Erkrankung war meine Mutter sehr hinterher, jeden Mittag frisch zu kochen. Wir kamen aus der Schule und es gab immer ein selbst gekochtes Mittagessen. Sogar wenn sie in einer Klinik war, hatte sie für uns vorgekocht. Trotz alledem war die Kontrolle, das Grundgerüst, nicht mehr da, nach dem man sich gerichtet hat. Also war es ganz einfach für mich, nichts oder wenig zu essen.

Hinzu kam, dass ich damals schon sehr sportlich aktiv war. Ich betrieb zwei Sportarten, Reiten und Volleyball. Das war für mich positiver Stress und Ablenkung und so brauchte ich mich nicht auf mich zu konzentrieren. Das ist auch später sinnbildlich für meinen Krankheitsverlauf. Wenn ich vermeintlich positiven Stress habe und genügend Ablenkung, dann nehme ich nichts mehr wahr. Zwischendurch war es dann so weit, dass meine beste Freundin mir sagte: ›Du isst zu wenig, du bist zu dünn!‹ Ich habe das alles natürlich verneint.

Die anorektische Phase stand meiner Meinung nach nicht für Kontrolle, in dem Sinne von ›mein Leben gerät aus den Fugen, dann kann ich wenigstens das Essen kontrollieren‹. Indirekt vielleicht, aber nicht bewusst. Ich war immer schon sehr bestätigungsabhängig und sehr klein in mir selbst. Bekommt man dann positive Rückmeldung, ist das der Push weiterzumachen. Zu diesem Zeitpunkt wollte ich nicht nach außen hin signalisieren, dass es mir nicht gut geht. Ich glaube, es war auch keine bewusste Entscheidung, jetzt esse ich nicht mehr oder ich esse jetzt wieder. Ich war auch nicht auffallend dünn, sodass man hätte vermuten können, dass ich magersüchtig oder bulimisch sei. Durch mein Normalgewicht war eben keine Essstörung erkennbar. Dann kam die Trennung von meinem ersten Freund, die Mutter war wieder zu Hause und ich fing meine Ausbildung an. So kam wieder Normalität in mein Leben.

Aber auch zu diesem Zeitpunkt habe ich nie normal gegessen. So, dass man sagt, okay, jetzt habe ich Hunger und jetzt esse ich etwas. Es war schon so, wenn ich gegessen habe, dann habe ich auch sehr ausschweifend gegessen, vor allem mit Süßigkeiten. Ausgewogen war das bestimmt nicht, aber es war auch nicht so krankhaft, als dass ich hätte was machen müssen oder dass es schon so lange ging, dass es sich verfestigt hätte.

Eigentlich kann ich das gar nicht mehr so beurteilen. Ich glaube, das Ausmaß der Essstörung war nicht so groß zu diesem Zeitpunkt. Sie war unterschwellig da und auch ein Ventil, aber eskaliert ist es viel später. In dieser Lebensphase ist ja eigentlich alles gut gelaufen. Ich war gut in meinem Sport. Ich habe mein Abitur gemacht und meine Ausbildung abgeschlossen. Nach der Trennung von meinem zweiten Freund wurde es mit der Essstörung schwieriger. Ich weiß noch, wie ich mich auf meine eigene Wohnung gefreut habe, um ungestört meiner Krankheit nachzukommen. Vorher lebte ich in einer WG und da war ich logischerweise vorsichtig. Aber in der eigenen Wohnung konnte ich mich der Bulimie hingeben. Bis es so eskaliert ist, dass mir klar wurde, ich muss mir Hilfe holen, sind Jahre vergangen. Versteckt und unausgesprochen habe ich mindestens sechs Jahre mit meiner Krankheit gelebt, die chaotische Essphase davor nicht reingerechnet. Dass ich krank bin, habe ich erst bei der ersten Psychologin ausgesprochen. In den sechs Jahren davor habe ich absolut funktioniert, immer an der Grenze des Machbaren.

Auf der einen Seite bin ich ganz normal arbeiten gegangen und habe meinen Sport gemacht. Und auf der anderen Seite habe ich ganz viele schlimme Fressanfälle mit Erbrechen gehabt. Es war normal, dass ich mit Übelkeit und Völlegefühl zum Sport gegangen bin. Das ging alles. Ich war gut in dem, was ich machte, sodass keiner von außen vermuten konnte, da stimmt was nicht.

So im Nachgang denke ich, was für ein absoluter Wahnsinn, zu was der Körper und die Psyche alles in der Lage sind. Wie konnte ich so leben? Ich habe heute einen ganz großen Respekt vor dem Körper und was man aushalten kann.

Wenn ich heute mein Leben anschaue, wie glücklich ich bin und wie ich Partnerschaft leben kann, werde ich traurig und denke, das alles hättest du früher haben können. Es ist so extrem schade, denn es sind verlorene Jahre. Die erste Hilfe habe ich mir erst mit 28 oder 29 Jahren geholt. Ich ging ein halbes Jahr zu einer Psychotherapeutin, als sie mir sagte: ›Das ist so chronisch, Sie müssen in eine Klinik.‹ Ich zog den Klinikaufenthalt noch ein wenig hinaus, bis ich endlich gegangen bin. Vor meinem ersten stationären Aufenthalt habe ich mich getraut, meiner Familie und meinen Freunden von meinem Problem zu erzählen.

Die Reaktionen waren darauf ganz unterschiedlich. Die, die mir nahestehen, haben mich auf meinem Weg bestätigt. Ich meine mich zu erinnern, dass mich mein Vater fragte: ›Wann ist denn die OP?‹ Er hat überhaupt nicht verstanden, um was es ging. Ich war auf jeden Fall guter Dinge. Mir wurde in der Klinik allerdings prognostiziert, dass ich wiederkommen werde, weil die Erkrankung so chronifiziert ist. Viele Dinge waren im Rückblick in der Klinik nicht gut gelaufen, aber der Teufelskreis mit dem Essen wurde erst mal durchbrochen und das war wirklich entlastend. Auch nach einem Jahr anschließender ambulanter Psychotherapie hatte ich das Gefühl, ich komme nicht mehr voran.

Ich hatte so eine Phasenerkrankung. Zum Beispiel lief es mit dem Essen zwei bis drei Wochen gut und dann kamen zwei bis drei Wochen, die schrecklich waren und die wirklich schlecht liefen. Im Grunde habe ich bis zum 35. Lebensjahr ein völlig chaotisches Essverhalten gehabt und außerdem war ich süchtig nach Schokomilch. Eines meiner Grundnahrungsmittel.

Wenn ich heute noch in den Regalen die Schokomilch sehe, denke ich, oh Gott, oh Gott. Das weiß ich noch genau, dass sie mir aufgaben, von einem Tag auf den anderen die Schokomilch wegzulassen. Aber Sie haben auch erklärt, warum das wichtig ist. Natürlich lernt man in der Klinik, einen Speiseplan zu schreiben. Das heißt aber noch lange nicht, dass man lernt, was normal ist. Ich schreibe eben den Plan so, weil ich das essen muss, und nicht, weil ich das verstehe. Ich musste so richtig an die Hand genommen werden. Das war wirklich wichtig, um zu lernen und zu üben. Weiterhin war mir bis dato gar nicht klar, dass auch ich gesund werden kann und ohne Essstörung leben darf. Es hieß immer nur ›chronifiziert‹ und ›Wir sehen uns wieder‹. Als sie mich in einer unserer Beratungsstunden fragten: ›Wieso lassen Sie immer die Hintertür zur Essstörung auf?‹, hat mich das ins Nachdenken gebracht. Auch die Aussage ›Wenn Sie über Wochen normal essen und leben, können Sie das auch für den Rest Ihres Lebens‹. So wurde mir klar, ich kann auch komplett gesund werden und ich darf jetzt die Essstörung loslassen. Das war der Moment, gesund werden zu wollen.«

Ich habe schon früh vermutet, dass meine Klientin gesund werden würde. Sie hatte zwar kein Vertrauen in sich selbst und zu ihrem Körper, aber dafür einen unbändigen Kampfgeist. Zu lange hatte sie nach außen so gelebt, dass keiner in ihrer Umgebung vermuten konnte, da stimme etwas nicht. Äußerlich war sie perfekt und schlank – und im Verborgenen hilflos der Essstörung ausgeliefert.

Der tägliche Spagat zwischen äußerlich perfekter und starker Fassade und der inneren Desorientierung und Unsicherheit ist kräftezehrend. Was würde passieren, wenn es ans Licht kommt? Denken die Menschen um einen herum, man hat sie getäuscht und man ist gar nicht so stark, wie man sich gibt? Das kann einer der Gründe dafür sein, sich erst nach Jahren Hilfe zu holen. Im vorliegenden Fall hat die Zeitspanne, in der die Klientin allein mit der Erkrankung lebte, dazu geführt, dass die Bulimie sehr lange Teil ihres Lebens war. Die Krankheit konnte sich verfestigen und bizarre Formen annehmen. Sie ernährte sich immer chaotischer.

In den Hungerphasen trank sie Schokomilch und aß am Tag lediglich drei Reiswaffeln und einen Apfel. Manchmal erlaubte sie sich ein Brötchen, was häufig in einem Ess-Brech-Anfall endete. Dann bahnte sich der Hunger seinen Weg. Es verschwand alles in ihrem Bauch, bis es wehtat.

Die Klientin beschrieb, dass sie als Kind und Jugendliche immer einen guten Hunger wahrnahm und ihn natürlicherweise stillen wollte. Die Mutter kommentierte die Menge mit den Worten, ob das denn sein müsse. So etwas verunsichert und man wird des Gefühls beraubt zu wissen, was man braucht. Zu viel zu essen gesteht man in der Regel einem Mädchen nicht zu. Mädchen sollen und dürfen keinen großen Hunger haben, denn das bringt die Röllchen auf den Bauch und auf die Hüften.

Der Wert eines Mädchens wird schließlich über eine schlanke Figur definiert. Sie lernen darüber Anerkennung und sich in ihrem Freundeskreis eine Stellung zu erarbeiten. Man muss perfekt sein.

»Perfektion ist die Reaktion auf ungenügende Kompetenzerfahrung und den Versuch, Bewunderungen zu erhalten, obwohl sie sich dieser im Grunde nicht wert fühlen.«[19]

Die Klientin beschreibt, wie klein sie sich fühlte und wie sehr sie bestätigungsabhängig war. Die Anerkennung für ihre schlanke Figur in einer schweren Zeit gab ihr die Möglichkeit, nach außen Stabilität zu signalisieren. Weiterhin waren die Diäten und das Fasten der Mutter ein Mahnmal. Iss nicht zu viel und bringe deinen Hunger unter Kontrolle. Im Vergleich dürfen Jungen in der Pubertät viel essen. Schließlich sind sie im Wachstum. Frauen, auch Mütter, halten Diät und fixieren sich auf das Gewicht. Weibliche Rundungen und Formen müssen konsequent wegdiätet werden. Lustvolles Essen hat da keinen Platz. Diese Vorbilder hinterlassen Spuren, denn wie sollen die Töchter lernen, stolz auf ihre Weiblichkeit zu sein?

Das Essen, das Erbrechen, die viele Arbeit, der Sport, die sozialen Kontakte, der Perfektionismus und keine Fehler machen zu dürfen, stresste meine Klientin. Was dazu führte, dass sie in einem

Hamsterrad lief und lief und nichts mehr fühlen konnte. Die Gefühle und die Bedürfnisse des Körpers und der Seele waren so miteinander verknotet, dass sie eine große Bereitschaft entwickelte, wirklich etwas verändern zu wollen. Sie stand extrem unter Druck.

Man kann sich vorstellen, was es für ein Kraftakt für sie war, innezuhalten und sich zu spüren. Denn die Ess-Brech-Anfälle sorgten dafür, dass sie sich ihren Problemen, Konflikten, Überforderungen und Spannungen nicht stellen musste. Es lenkte sie davon ab, Gefühle wie auch Hunger, Appetit, Sättigung, Lust und Gier wahrzunehmen. Wahrzunehmen, dass sie bedürftig ist und Bedürfnisse hat. Dass Gefühle normal sind und uns die Richtung vorgeben. Dass Nichtessen oder wenig essen, Nahrung erbrechen und dünn sein keine Lebensziele sein können. Sie hat sich den Fragen gestellt, was brauche ich, wie viel brauche ich und was befriedigt mich. Sie hat es täglich geübt und sie hat ihre Fähigkeiten, empathisch und verantwortungsvoll zu sein, endlich für sich genutzt. Sie ist eine Mutmacherin und Kämpferin. Diese Eigenschaften gegen die Essstörung einzusetzen unterstützten den Heilungsprozess.

BULIMIE:

Um nicht zuzunehmen, erbrechen Betroffene nicht nur die Nahrung, häufig wird auch übermäßig viel Sport getrieben und zwischendurch gefastet. Sie nehmen Medikamente ein wie Appetitzügler, Abführmittel oder entwässernde Stoffe.

Kapitel 13:

SOZIALE MEDIEN – DER BRANDBESCHLEUNIGER VON ESSSTÖRUNGEN

In den Jahren der Pandemie schilderten mir die Kinder und Jugendlichen, dass ihr Leben sich ausschließlich in ihren Jugendzimmern abspielte. Die Schule kam in ihr Zimmer. Das soziale Leben fand im Netz statt. Mit jedem Tag des Lockdowns kam ihr inneres Gleichgewicht ins Schwanken und die Einsamkeit wurde ein ständiger Begleiter. Die Welt da draußen blieb ihnen verschlossen. Das Internet war das Verbindungsstück zu der Außenwelt und es bot ihnen die Möglichkeit, in Kontakt mit anderen zu treten. Sie folgten Influencer*innen, die einen fragwürdigen Körperkult und gefährliche Ernährungsweisen betrieben, sie loggten sich in Chatgruppen ein, die überaus gefährliche Sport- und Ernährungschallenges zum Mitmachen anboten, und verbrachten Stunden im Internet. So konnten Essstörungen und andere psychische Erkrankungen und stereotypische Schönheitsideale ihren Weg zu den Kindern finden.

Nahmen sie an Hungerchallenges in entsprechenden Foren teil oder folgten sie einer Influencerin mit einem straffen Sport- und Ernährungsprogramm, hatten sie das Gefühl, Teil von etwas zu sein, und bei Erfolg wurde das Selbstwertgefühl gespeist. Sie hatten etwas, dass ihnen Halt gab und die Isolation verdrängte. Der Tag bekam durch das Sport- und Essprogramm eine Struktur und eine Bedeutung. Jedes Kilo, dass verloren ging, signalisierte Erfolg. Mit jedem Tag gerieten die jungen Mädchen und Frauen immer mehr in eine Abhängigkeit von den sozialen Medien. Inzwischen sind Youtuber*innen, Filme auf Tiktok und Influencer*innen für viele Heranwachsende elementare Teile ihrer Lebenswirklichkeit. Sie haben eine wichtige Rolle in der Identitätsbildung und der Entstehung der Schönheitsideale. In der Phase des Lockdowns war nur das Netz die reale Wirklichkeit – mit fatalen Entwicklungsfolgen unserer Kinder.

Pubertät bedeutet, sich auszuprobieren, die Veränderung des Körpers anzunehmen, sich mit seiner Peergroup zu identifizieren und Freunde zu finden. Das Wichtigste in der Pubertät ist, sich mit jedem Jahr immer mehr von den Eltern abzunabeln und sich in der Außenwelt allein zurechtzufinden. Das Eingesperrtsein in der Pandemie hat dies nicht möglich gemacht. Also haben sich die Jugendlichen über eine Essstörung wieder in einen kindlichen Körper gehungert und dadurch die Ablösung von den Eltern verhindert. Sie blieben ein Kind.

Als ich so über Schönheitsideale nachdachte, ging ich gedanklich zurück in meine Jugend, in die Zeit zwischen 1978 und 1982, und fragte mich, was damals als schön galt und wie Schönheitsideale entstanden sind. Es fiel mir nicht so recht etwas ein. Auf keinen Fall war es wichtig, definierte Bauchmuskeln zu haben. Mädchen und Frauen mussten nicht superschlank sein und ebenmäßige Gesichter haben. Wir wussten, dass die Figur und die Haut sich in der Pubertät veränderten, und wir nahmen es eher als gegeben hin. Vielfältigkeit und Individualität war gefragt. Diejenigen, die auf der Beliebtheitsskala ganz oben standen, waren nicht die dünnen Mädchen, sondern die, die etwas zu sagen hatten und eine spezielle individuelle Ausstrahlung mitbrachten. Wir durften so sein, wie wir waren, und wir waren neugierig darauf, wer wir sein wollten. Vielleicht war mein Großwerden so relativ unbeschwert, weil ich in einem Dorf groß geworden bin. Wir durften klein oder groß, kräftig oder schlank, entwickelt oder weniger entwickelt sein. An manchen Tagen waren wir mit unserem äußeren Erscheinungsbild zufrieden, manchmal auch nicht. Aber das Ganze stand für uns nicht so unbedingt im Vordergrund. Wichtig war die Zugehörigkeit zu einer Gruppe und deren Themen. Unsere Generation war eher damit beschäftigt, sich von den Erwachsenen abzugrenzen und sich als Person zu finden.

Es sollte nicht unerwähnt bleiben, dass Mädchen und Frauen schon immer Rollenidealen ausgesetzt waren. Sie unterlagen konventionellen Schönheitsidealen, mussten sich unterordnen und anpassen. Waren wohlgenährte Frauen gerade schön, wurden sie gezwungen zu essen, da properes Aussehen als gesund galt. Mit dem Model Twiggy strebten viele Frauen danach, diese knabenhafte Figur zu erlangen. Schönheit war schon immer »Pflicht« der Frauen.

Ich wollte dennoch wissen, wie in unserer Zeit Schönheitsideale entstanden sind. Internet gab es nicht. Das Fernsehprogramm war nicht interessant, weil es nur ARD, ZDF und dazugehörige Dritte gab. Das Programm richtete sich eher an die ältere Generation und nicht an die Jugend. Mit Ausnahme der Musiksendungen. Sicherlich setzten die Sänger*innen Modetrends und beeinflussten unser Schönheitsideal. Die Zeitschrift *Bravo*, die jeder von uns las, führte uns in die Welt der Erwachsenen ein. Die nackten Darsteller*innen sahen aus wie du und ich, daher mussten wir uns nicht fragen, ob der eigene Körper in Ordnung war. Aber was war es dann, was zu diesem Zeitpunkt die Schönheitsideale beeinflusste? Ich schaute mir in dieser Zeitspanne auch die Fernsehwerbungen an. Da stand das Produkt im Vordergrund und nicht wie heute durchtrainierte, gut aussehende, schlanke Schauspieler*innen, die ein Lebensgefühl mit dem Produkt vermarkten.

Die Welt der Topmodels entstand erst in den Achtzigerjahren. Erst weit in den 2000ern entstand das Format *Germanys Next Topmodel*. In dieser Show wurden zum ersten Mal junge Frauen aussortiert, die einem bestimmten Standard nicht entsprachen. Sie waren zu klein, zu dick, obwohl sie dünn waren, aber scheinbar nicht dünn genug. Sie wurden vor einem Millionenpublikum öffentlich gekränkt und vorgeführt. Das Ganze wurde zu einem Medienspektakel und garantiert leider bis heute noch die nötige Einschaltquote. Vielleicht war das der Anfang eines normierten Schönheitsideals, das inzwischen heute in der sozialen Medienwelt gipfelt. Gott sei Dank hat sich bei GNTM einiges im Positiven verändert. Die Gewinnerin von 2023 war ein Curvy-Model und heute setzt dieses Format auf Diversität. Sodass in der aktuellen Staffel Menschen mit multikulturellem Hintergrund und unterschiedlicher sexueller Ausrichtung mitmachen. Das könnte der Anfang für etwas Neues sein.

Meine Generation wurde nicht ständig mit normierten Schönheitsidealen konfrontiert. Schönheit war nicht standardisiert und entstand in Verbindung mit dem jeweiligen Lebensumfeld. In der Jugendkultur der Popper war es wichtig, gut auszusehen und bestimmte Marken zu tragen. In unserer kleinen Stadt gab es noch eine relativ große Hippiebewegung. Wir trugen lange Haare, waren ungeschminkt und trugen lila Latzhosen und Parker. Wir wollten ein Statement setzen für die Überzeugung, dass sexuelle Attraktivität und Feminismus sich nicht ausschließen. Wir nutzen unser Äußeres, um uns einer Gruppe zuzuordnen und vor allem, um uns von den Erwachsenen abzugrenzen. Allgemeingültige Schönheitsmerkmale gab es so nicht. Das Betrachten und sich in Kontakt mit einer Person setzen, und ein dazugehöriges positives Gefühl, ließ Schönheit entstehen. Getreu nach dem Motto: Schönheit liegt im Auge des Betrachters.

Schönheitsideale sind das Gegenteil von dem, was die Bevölkerung darstellt. Zwischen dem 17. und 18. Jahrhundert galten die bekannten üppigen Rubensfiguren als schön. Es herrschte Lebensmittelknappheit und der Großteil der Bevölkerung hungerte und war mangelernährt. Schauen wir in die heutige Zeit, stellen wir fest, dass Schlanksein als attraktiv wahrgenommen wird und die Bevölkerung immer mehr an Übergewicht leidet.

FAKTEN:

Anorexie wurde 1689 zum ersten Mal beschrieben und der Hysterie zugeordnet.

Bulimie gilt seit 1980 als eigenständige Erkrankung, wurde aber schon 1979 erwähnt.

Bing Eating erkannte man 2013 als eigenständige Erkrankung an.

1. KÖRPERKULT UND SCHÖNHEITSIDEALE IM NETZ

Makellose Schönheit begegnet uns überall. Schöne Menschen ohne Fehler schauen uns von Plakatwänden an, in Zeitschriften lächeln sie uns entgegen und in der Fernsehwerbung präsentieren sie ein Produkt. Schon längst ist normierte Schönheit ein wichtiges Mittel, um das Konsumverhalten anzuregen. Die Darsteller*innen beziehungsweise Models in der Werbung entsprechen verschiedenen stereotypischen Schönheitsidealen. Mal braucht man eine junge Frau mit langen dunklen Haaren und Tattoos, mal eine mit blonden Haaren und Sommersprossen, um ein bestimmtes Produkt zu bewerben. Ansonsten sind sie schlank, sportlich, muskulös, sexy. Sie lächeln, sie strotzen vor Energie und Gesundheit und sind stets gepflegt und gut gekleidet. Sie verkörpern ein Lebensgefühl und eine perfekte Schönheit, sodass der Ottonormalverbraucher nur noch mit seinem Körper und seinem Äußeren unzufrieden sein kann.

Das ist auch so gewollt. Dieser Mangel, den die Mädchen und Frauen empfinden, lässt bei den Influencer*innen und Unternehmen die Kassen klingeln. Das System ist ganz einfach. Das momentane Schönheitsideal im Netz entspricht Frauen mit schlankem, fittem Körper, Wespentaille, großer Oberweite, dickem Hintern und dicken Lippen. Wer wird schon so geboren? Da haben die Schönheitschirurgie und Firmen, die Beautyprodukte vermarkten, ihre Finger im Spiel. Erfolgreiche Influencer*innen vermarkten nicht nur sich selbst, sie haben lukrative Werbeverträge und wollen ein Produkt verkaufen. Auch wenn sie ihre Ansprache so klingen lassen, als ob sie mit Freund*innen reden, möchten sie auf diese Weise viele Follower*innen (regelmäßige Empfänger*innen von Nachrichten) und Likes dazugewinnen.

Der Optimierungswahn und die dynamische Veränderung des Schönheitsideals werden vor allem von jungen Menschen übernommen. Influencer*innen haben Beautyeingriffe machen lassen, sind perfekt geschminkt und legen Filter über das Gesicht. Keine Pickel, keine Rötungen oder Unebenheiten sind zu sehen. Dieses künstliche Ideal ist in der Realität nicht erreichbar. Die Mädchen und Frauen ahmen es nach und stellen Bilder von sich ins Netz, die häufig mit Tricks manipuliert sind. Es entsteht ein digitales Ich mit Folgen. Schönheitschirurgien berichten, dass die Frauen diese digitalen Bilder zur Sprechstunde mitbringen, mit der Bitte, den Eingriff nach der Vorlage zu gestalten. Weiterhin erzählen sie, dass sie Angst haben, das Haus zu verlassen, denn sie könnten ja gesehen und entlarvt werden.

Teenager*innen und meine jungen Klient*innen verbringen täglich Stunden auf sozialen Netzwerken wie Instagram, Whatsapp, Youtube und Tiktok. Das Bundeszentrum für Ernährung gab eine Studie in Auftrag. Die Wissenschaftler*innen werteten die Auftritte deutschsprachiger Fitness-Influencer*innen mit den meisten Follower*innen aus. Sie haben 2000 Kommentare ihrer Fans analysiert. Hier wurde klar, dass die Influencer*innen den jungen Mädchen vermitteln, dass über Ernährung und Bewegung der eigene Körper »perfektioniert« werden kann, sodass sie bei dem strengen Einhalten der Vorgaben einen muskulösen Bauch, eine schlanke Figur, Gesundheit und Glück erlangen. Erst dann sind sie schön.

Die soziale Medienwelt fördert den Zwang, sich ständig mit anderen vergleichen zu müssen. Ernährung, Fitnessstand, Figur und vieles mehr werden mit der eigenen Lebensweise und sich selbst verglichen. Dadurch wird eine Unzufriedenheit hergestellt, weil man dem Ideal nicht entspricht. Das stellt ein großes Risiko dar, den eigenen Körper abzulehnen und an einer Essstörung zu erkranken.

Ich habe die mir bekannteste Influencerin, die eine Einstiegsdroge für die Essstörungen meiner jungen Klient*innen zu sein scheint, einmal genauer angeschaut. Sie schlägt unter anderem vor, vier Mal täglich ein zwanzigminütiges hartes Trainingsprogramm zu absolvieren. Die erste Trainingseinheit soll in den frühen Morgenstunden stattfinden. Im Rhythmus von zweieinhalb Stunden die nächsten Einheiten und am Abend die letzte. Schaut man sich die Videos von ihr an, dann fällt sofort auf, dass sie selbst nach einer schweißtreibenden Sporteinheit so aussieht, als ob sie gerade frisch geduscht ist und sich für den Abend fertig gemacht hat. Keine körperliche Anstrengung ist bei ihr zu erkennen und man geht davon aus, sie hat ihren Körper absolut unter Kontrolle und im Griff. Das Lächeln auf ihren Bildern und in ihrem Video erzählt die Geschichte einer erfolgreichen Frau. Die Ernährungsempfehlungen sind klar definiert; sie enthalten Fastenzeiten. Viele Lebensmittel sind verboten und sie ernährt sich ausschließlich vegan. Kohlenhydrathaltige Lebensmittel sollen nur begrenzt zu sich genommen werden. Ihre Produktlinie beinhaltet Proteinriegel und Schokoladenriegel. Hier wird damit geworben, dass diese Produkte ganz ohne Rohrzucker und Haushaltzucker auskommen und sozusagen eine gesunde Alternative durch den eingesetzten Kokosblütenzucker darstellen. Dies vermittelt den Teenager*innen, dass sie mit den Produkten einfacher und schneller abnehmen können und der Süßhunger nur über dieses Angebot gestillt werden kann, ohne Gefahr zu laufen zuzunehmen. Außerdem trägt ihre erfolgreiche Abnehmstory dazu bei, dass so viele Mädchen ihr folgen und an einer Essstörung erkranken. Am Ende sind ihre Taschen voll und die Bäuche der Kinder leer.

Die aktuelle Studie »Zukunft Gesundheit«, herausgegeben von der Krankenkasse vivida bkk und der Stiftung »Die Gesundarbeiter«, sagt aus, dass jede zweite Frau unter 35 Jahren unzufrieden mit ihrem Körper ist und sich zu dick fühlt.

Durch den intensiven Konsum von Inhalten der sozialen Medien leidet das Selbstbild und das Selbstwertgefühl von Heranwachsenden, und das in der Onlinewelt vermittelte Idealbild bleibt unerreichbar.

Ich habe auf Instagram und Co. die Begriffe Schönheit und Schönheitsideale eingegeben. Sofort wurden mir kleine Filmchen angeboten, wie man sich einen dicken Po antrainieren kann und was gegen schlabberige Oberschenkel zu tun ist. Eine junge Frau beschrieb, wie sie ihr rundes Gesicht hasse und es durch Schminktipps in eine ovale Form bringt. Eine andere junge Frau mit einem wirklich gut geformten symmetrischen Gesicht war mit ihrer Lippengröße unzufrieden, sodass sie das Aufspritzen beim Beauty-Doc live mitgeschnitten hat und es mit dem breiten Publikum teilte. Wie die Natur uns macht, hat in dieser Welt keine Bedeutung mehr.

Durch Zufall bin ich auf einen Trend gestoßen, der sich »Vanilla«-Ästhetik nennt. Ich wurde neugierig und wollte Näheres über die Vanilla Girls wissen.

Wer sind diese Vanilla Girls, die sich bei Tiktok und Instagram präsentieren? Sie sind jung, ausschließlich blond oder entsprechend gefärbt, schön und schlank. Dezent geschminkt präsentieren sie sich in weißer und beiger Kleidung. Sie wohnen in gut eingerichteten, minimalistischen, luxuriösen Wohnungen. Morgens nach dem Aufstehen sehen wir, wie sie in unschuldiger heller Unterwäsche, dezent perfekt geschminkt, ihr verheißungsvolles Leben beginnen. »Auch ihr könnt so sein wie ich!« ist ihr Aufruf.

Sie geben ihren Follower*innen Einrichtungstipps und Produktlisten in die Hand, inklusive Stylingtipps, und verkörpern ein traditionelles, feminines Frauenbild. Sie haben allein auf Tiktok 400 Millionen Aufrufe und es schien der Trend von 2023 zu sein.

Warum ist dieser beige, perfektionistische Trend so gefährlich? Er suggeriert, dieser Lebensstil sei für jeden einfach zu erreichen. Weiterhin werden traditionelle Rollenbilder bespielt, sagt Kommunikationspsychologin Silvana Weber.

Es werden Haushalt, Muttersein und die sexy Ehefrau hochstilisiert, was auch traditionelle Hierarchien beinhaltet. Der gesellschaftliche Diskurs über Emanzipation wird in diesem Trend hinfällig und wir werden wieder in die Fünfzigerjahre katapultiert. Es ist eine Rückwendung in die Vergangenheit. Was diesen Trend noch so gefährlich macht, ist der rassistische Unterton. Die blonden, weißen Frauen in ihrer kuscheligen weißen Welt verkörpern einen stereotypischen Lebensstil und ein ebensolches Schönheitsideal. Anderssein und Diversität hat in ihrer idealisierten Welt keinen Platz.[20]

In einer Sitzung mit einer Klientin, die an Magersucht erkrankt ist, hatten wir das Thema Schönheitsideale. Sie beschrieb, dass sie schon als Kind *Germanys Next Topmodel* geschaut hat und heute

Influencer*innen folgt, auch Vanilla Girls. Sie verliert sich manchmal Stunden im Netz und ist danach deprimiert. Die Sehnsucht nach Dünnsein bahnt sich mit jeder Stunde im Internet ihren Weg in ihr Inneres und das Essen fällt zunehmend schwerer. Auf die Frage, was ihr denn an den Influencer*innen so gefiel, gab sie mir folgende Antwort.

- Sie sind so schlank und perfekt.
- Sie sind schön.
- Sie haben einen gut gebauten Body.
- Sie haben es im Leben so leicht.
- Sie haben Geld und können tolle Reisen machen.
- Sie sind gesund und besitzen so viel Energie.
- Sie haben viele Follower*innen und tolle Freund*innen.

Sie sackte in sich zusammen und wurde immer bekümmerter. Sie blendete vollkommen aus, dass dies eine künstlich erschaffene Welt ist, die nichts mit ihrer realen Welt zu tun hat. Wir sprachen darüber und setzten der virtuellen Welt Fakten entgegen. Sie nahm sich nach der Sitzung vor, eine Woche auf den Medienkonsum zu verzichten. Sie wollte schauen, ob sie dann mit ihrem Körperbild besser zurechtkommen würde.

Um meine Recherchen im Netz zu erweitern, gab ich die Begrifflichkeiten »Diäten« und »Abnehmen« ein. Die Masse an Videos, die mir angezeigt wurde, erschlug mich fast. Am meisten haben mich die jungen Männer verärgert, die explizit uns Frauen ansprechen, um mit uns über unsere vermeintlichen Problemzonen Bauch und Beine zu sprechen. Das Ganze gipfelte zum Schluss in ihrem Angebot, uns mit Rat und Tat zur Seite zu stehen. Sie lächeln, sind selbst gut trainiert und sprechen das weibliche Geschlecht direkt an: »Möchten Sie auch einen schönen flachen Bauch und schöne schlanke Beine haben?« Links und rechts im Video werden kleine Bilder eingepflegt, die einen wunderbar flachen austrainierten Bauch und tolle Beine zeigen. Dann folgen kurz und bündig Tipps. In meiner Wahrnehmung verstärkten gerade Männer das

Unwohlsein, mit einem normalen Körper ausgestattet zu sein. Sie triggern das schwache Selbstbild junger Mädchen und Frauen. Sie manipulieren und vermitteln verzerrte Schönheitsideale. Erst ein perfekter Körper ist schön und sexy.

Ein anderes Filmchen war ebenso verstörend. Die junge, schlanke Frau sprach kein Wort. Das Video war mit Untertiteln versehen. Die erste Szene zeigte, wie sie einen Teller mit einem Croissant in der Hand hält und es unbedingt essen möchte. In der nächsten stellt sie den Teller weg und zeigt ein klares Nein an. Eingeblendet wird ein Smiley, das sich übergibt. Weiterhin werden »300 Kilokalorien« angezeigt. Alternativ nimmt sie einen Smoothie, der im Vergleich nur 140 Kilokalorien hat. Untertitel: »Ich will ja schließlich abnehmen.« Die Botschaft ist ganz klar, das Croissant gehört auf die Liste der verbotenen Lebensmittel und macht fett. Hier werden starke Ängste geschürt. Eine der schwersten Hürden in der Essstörung ist, die verbotenen Lebensmittel zu essen und selbstverständlich in den Alltag zu integrieren. Solche Videos tragen definitiv zu einer Essstörung bei und schüren die sowieso schon vorhandenen Ängste. Klickt man sie an, werden einem ständig weitere Videos dieser Art angeboten. Im Hintergrund wird dann das Nutzerverhalten ausgewertet. Die Auswertung findet bei Instagram nach Beliebtheit, Dauer und Häufigkeit der angeschauten Videos statt. So werden uns bestimmte Inhalte immer wieder angeboten und durch die Verwendung der Algorithmen bekommen sie mehr Aufmerksamkeit geschenkt.

»Algorithmen können für junge Menschen eine Gefahr darstellen, besonders dann, wenn kritische Bilder verstärkt gezeigt werden [...]«[21] Kinder haben ein Recht auf Schutz und Unversehrtheit, dieses wird hier verletzt. Außerdem werden sie dazu verleitet, gefährlichen Schönheitsidealen nachzueifern.

Genau das ist ein großes Problem. Ich bekomme seit meinen Recherchen ständig kleine Filmchen vorgeschlagen, wie ich am besten Gewicht reduzieren kann. Es sind freundlich zugewandte Influencer*innen (Meinungsmacher*innen; *influence* bedeutet »beeinflussen«), die einen persönlich ansprechen. Wie zum Beispiel:

- Fünf Kilo in drei Tagen abnehmen. Ich habe das passende Rezept für dich.
- Abnehmen für Faule. Ich habe von 70 Kilo auf 58 Kilo abgenommen. Du kannst es auch schaffen.
- Meine Sportübungen verhelfen dir zu einem flachen Bauch und zu strammen Oberschenkeln.
- Ich habe in fünf Monaten 30 Kilo abgenommen. Dafür trinke mindestens drei Liter am Tag, trainiere drei bis fünfmal im Fitnessstudio und konzentriere dich auf Eiweiß. Vor allem glaube an dich!
- Verzichte komplett auf die Kohlenhydrate und koche ohne Öl.
- Benutze keine normalen Fette, sondern MCT-Fette. Das sorgt dafür, dass du schneller in die Fettverbrennung kommst.

Als ich diese Aussagen las, googelte ich »MCT-Fette« und »Abnehmen«. Die Informationsflut und die Produktvielfalt, die einem angeboten werden, überrascht mich. Vor allem wird es als das Fett angepriesen, das die Kilos purzeln lässt, Leistungsturbo für den*die Sportler*innen darstellt und angeblich bei der Verdauung hilft. MCT-Fette sind mittelkettige Triglyceride (Neutralfette) und kommen in natürlicher Form in Palmfett, Kokosfett und in geringen Maßen im Milchfett vor. Man hat in den Sechzigerjahren MCT- Fette in reiner Form extrahiert und in Lebensmittel eingebaut. MCT Fette sind im Vergleich zu langkettigen Fetten (zu finden in Sonnenblumenöl, Rapsöl, Butter, Margarine und anderen Ölen und Fetten) besser verdaulich. Daher werden sie bei bestimmten Erkrankungen, wie entzündliche Bauchspeicheldrüse, Fettabsorptionsstörungen, Kurzdarmsyndrom und Gallenproblemen eingesetzt. Sie werden also für besondere medizinische Zwecke angewandt.

Die praktische Bedeutung für das Abnehmen ist gering. Ersetzen wir 50 Gramm Fett am Tag durch MCT-Fette, sparen wir 50 Kilokalorien ein. Weiterhin ist unser Verdauungstrakt nicht an mittelkettige Fettsäuren gewöhnt, weil sie so gut wie gar nicht in Lebensmitteln vorkommen. Schnell können Sodbrennen, Bauchschmerzen, Durchfälle, Übelkeit und Erbrechen entstehen. Bei einer Erkrankung ersetzt man langsam normale Fette durch MCT-Fett, damit sich der Körper daran gewöhnen kann. Außerdem kann bei längerem Gebrauch der MCT-Fette ein Mangel an fettlöslichen Vitaminen entstehen. Sportler*innen und Personen, die abnehmen möchten, sollten sich bei dem Einsatz von MCT-Fett nicht so viel versprechen. Es gibt keine Langzeitstudie über die Wirksamkeit von MCT-Fett zur Gewichtsreduktion. Leider funktioniert die Welt so, dass da, wo Profit gemacht werden kann, jedes Mittel recht ist. Gerade junge Mädchen und Frauen, die unglücklich mit ihrer Figur sind oder sich bereits in einer Essstörung befinden, greifen nach jeder Möglichkeit, so schnell wie möglich dünn zu werden.

Das beste Beispiel ist seit Monaten der Run auf die Fettweg-Hollywood-Spritze. Hollywood-Stars und Personen des öffentlichen Lebens haben es vorgemacht und schwören darauf. Sie haben keine Probleme, ihren Abnehmerfolg mit der Insulin-Spritze öffentlich zu machen. So verbreitete sich »die Spritze zum Abnehmen« in sämtlichen sozialen Medienplattformen. Man kann durch Vorher- und Nachherbilder mitverfolgen, wie die Menschen in kürzester Zeit ohne große Mühe Gewicht verloren. Sie inszenieren eindrücklich, wie sie sich das Insulin einmal in der Woche über einen Pin in den Bauch oder Oberarm geben – und die Pfunde schmelzen dahin. Ein regelrechter Hype ist entstanden, sodass in Deutschland für insulinpflichtige Diabetiker*innen, die dringend das Medikament brauchen, ein gefährlicher Lieferengpass entstand. Dieses verschreibungspflichtige Medikament ist für Diabetiker*innen gedacht, und auch für adipöse Menschen, das heißt, diejenigen, die an krankhaftem Übergewicht leiden. Nicht für Menschen, die mit ihrem Gewicht unzufrieden sind, einem Schönheitsideal nacheifern, um eine Konfektionsgröße zu erreichen, die für ein bedrohliches Untergewicht steht.

Was ist das für eine Wunderwaffe, die das Fett so einfach zum Schmelzen bringt? Das verschreibungspflichtige Medikament heißt Ozempic und der Wirkstoff Semaglutid. *Mithilfe* des Semaglutids wird von der Bauchspeicheldrüse als Reaktion auf Nahrung das Hormon Insulin vermehrt freigesetzt. Das unterstützt das Abnehmen. Weiterhin führt das Medikament dazu, dass die Magenentleerung langsamer erfolgt, sodass man länger satt ist. Im Gehirn wird dadurch das Hungergefühl gesenkt und das Sättigungsgefühl gesteigert.

Der Pharma-Hersteller veröffentlichte eine Studie, in der stark übergewichtige Menschen ohne Diabetes 15 Prozent ihres Gewichtes durch Ozempic verloren.[22] Daher brachte er ein weiteres Medikament, das höher dosierte Wegovy, speziell für die Behandlung von Adipositas, auf den Markt. Der Einsatz von Wegovy ist für Menschen mit gesundheitsgefährdenden Gewichtsproblemen gedacht und muss ärztlich betreut werden. Weiterhin sollte begleitend eine dauerhafte gesunde Ernährungsumstellung erfolgen und ein moderates Sportprogramm selbstverständlich in den Alltag von Betroffenen integriert werden. Erst dann kann mit einem langfristigen Erfolg gerechnet werden. Ansonsten besteht bei Absetzen des Medikaments die Gefahr, dass das Gewicht wieder nach oben geht.

Expert*innen weisen deutlich darauf hin, dass die Einnahme für Normalgewichtige gefährlich werden kann. Man geht davon aus, dass das Medikament vielleicht stärker wirkt und dadurch auch stärkere Nebenwirkungen auftreten können. Dieses Mittel wurde nicht für Normalgewichtige konzipiert und getestet. Daher vermutet man, dass das Medikament eine andere Konzentration in den Zellen aufweist als bei einem stark übergewichtigen Menschen.

Menschen, die Ozempic als Lifestyle-Medikament missbrauchten, beschrieben, dass sie tatsächlich unter starken Nebenwirkungen litten. Sie schildern, dass es ihnen ständig schwindelig und übel war und sie unter einer erhöhten Herzfrequenz litten. Weitere Nebenwirkungen sind Durchfälle, Verstopfungen und Erbrechen. Zu Beginn der Einnahme treten die Nebenwirkungen verstärkt auf, bis der Körper sich daran gewöhnt. Eine theoretische Folge von Missbrauch des Medikamentes könnten eine chronische Bauchspeicheldrüsenentzündung, Gallensteine sowie Schilddrüsenkrebs sein. Dies ist noch nicht bei Menschen beobachtet worden, aber in Tierversuchen.

Auch die Auswirkungen des Medikamentes auf das Gehirn sind nicht zu unterschätzen; Betroffene beschreiben, dass sie nach der Injektion eine Abneigung gegen das Essen entwickelt haben und der Gedanke an Essen ihnen Übelkeit, Krämpfe und Unwohlsein bescherte. Manche erzählen in Onlineforen, dass Essen Ekel hervorruft und dass sie inzwischen ein gestörtes Verhältnis dazu entwickelt haben. Ein gefundenes »Fressen« für essgestörte Mädchen und Frauen! Daher wird das Medikament auch inzwischen als »Abnehmspritze« betitelt. Sie stellt deutlich eine Einstiegsdroge in eine Essstörung dar, wenn der Wunsch nach Dünnsein zu groß ist.

Im März dieses Jahres verzeichneten laut der Tagesschau zum Hashtag Ozempic allein bei Tiktok über drei Millionen Clips. Menschen zeigten, wie sie sich das Mittel wöchentlich verabreichen und schwärmerisch erzählen, wie sie ohne Sport und Ernährungsumstellung Pfunde verloren. Leider erzählten nur wenige über die Nebenwirkungen dieses Medikaments.

ALGORITHMUS:

Der Algorithmus (ein computergestütztes Verfahren) wird mit Infos darüber gefüttert, was gelikt und besonders lange angeschaut wird. Daraus berechnet er dann die Vorschläge für neue Videos, zum Beispiel bei Instagram und Tiktok.

2. DIE MEDIALE INSZENIERUNG VON ESSGESTÖRTEN MÄDCHEN AUF TIKTOK UND INSTAGRAM

Die Magersucht-Challenge unter Kindern und Jugendlichen auf Tiktok ist einer der gefährlichsten Trends in der medialen Welt. Was früher in geschlossenen Foren »Pro Ana« (Für Anorexie) und »Pro Mia« (Für Bulimie) stattgefunden hat, ist heute öffentlich und für jeden zugänglich.

Tiktok richtet sich an jugendliche Nutzer*innen erst ab 13 Jahren und darf laut der Allgemeinen Geschäftsbedingungen nur mit der Einverständniserklärung der Eltern angewendet werden. Ansonsten befindet sich die Altersgrenze ohne Erlaubnis der Eltern bei 18 Jahren.

Die Realität sieht allerdings anders aus. Viele Nutzer*innen sind definitiv jünger und das Alter wird von niemandem überprüft. Ein »Sicherheitscenter« und ein Moderationsteam überprüfen im Nachhinein die hochgeladenen Videos und löschen solche mit unangemessenen Inhalten.

Wie kann es sein, dass es gestattet wird, dass Kinder ihre abgemagerten Körper in Videos zur Schau stellen und essgestörte Jugendliche sich gegenseitig antreiben, noch dünner zu werden? Die Kinder sprechen über ihre Kalorienzufuhr und posten ihren Erfolg. Gibt man »Skinny« bei Tiktok ein, wird man überwältigt von Bildern mit abgemagerten Körpern. Knochen stehen hervor, unnatürlich dünne Arme und Beine werden präsentiert, ebenso hohlwangige Gesichter. Die Kinder tragen meist enge Hosen, sind bauchfrei und manche posieren lasziv in die Kamera. Das ist gefährlich!

Zum einen befinden sich die Kinder in einer ausgesprochen sensiblen Lebensphase. Alles steht auf dem Kopf und der Körper verändert sich. Das Erwachsenwerden muss angenommen werden. Einher geht, dass sich das Körpergewicht verändert und dadurch eine Zunahme unabdingbar ist. Durch den intensiven Konsum von Beiträgen, in denen Betroffene ihre Krankheit verherrlichen oder ständig Fotos posten, die extrem durchtrainierte, dünne, knochige Körper zeigen, ist die natürliche Veränderung des Gewichtes während der Pubertät schwer anzunehmen. Dadurch werden Jugendliche maßgeblich dahingehend beeinflusst, dass nur dünne und hungernde Mädchen schön sind und der Weg in eine Essstörung frei ist.

Da Tiktok und Instagram interaktive Plattformen sind, können Likes und Kommentare verschickt werden. Folgende Story habe ich verfolgt und konnte miterleben, wie Worte großen Schaden anrichten können. Eine junge wunderschöne, gesunde, schlanke Frau steht irgendwo in der Welt an einem exotischen Ort und postet ein Foto von sich. Folgende Kommentare sind zu lesen.

»Du hast während deines Auslandsjahres so viel zugenommen.«

»Nimm mal ein bisschen ab.«

»Wärst du ein bisschen dünner, würde es besser aussehen.«

Die junge Frau wurde durch die Kommentare so in ihrem Selbstbild verunsichert und ihr bereits schwaches Selbstwertgefühl so stark getriggert, dass sie tatsächlich viele Kilo verlor. Die nachfolgenden Bilder dokumentierten, dass sie immer dünner wurde und ganz offensichtlich an einer Magersucht erkrankt ist. Beleidigungen, Beschimpfungen und grenzüberschreitendes Verhalten findet täglich im Netz statt. Die junge Frau wurde in ihrem Selbstwertgefühl gekränkt und ihre Gefühle wurden klar verletzt. Ihre persönliche Grenze wurde überschritten, leider mit dem Ergebnis, dass sie erkrankte. Da das äußere Erscheinungsbild und die Figur in der heutigen Zeit eine überbordende Rolle spielen, ist man gegenüber Kritik am eigenen Aussehen besonders empfänglich und empfindlich. In dem Beispiel wird deutlich, dass die Beleidigungen nicht spurlos an der jungen Frau vorbeigingen. Warum greift hier niemand ein?

Denn auch im Internet gilt eine Beleidigung als eine Straftat, die nach § 185 des Strafgesetzbuches zu ahnden ist. Aber wer geht dem schon nach?

Weiterhin birgt jede Social-Media-Plattform eine gewisse Gefahr, sich stundenlang mit den Inhalten zu beschäftigen. Das kann in einer Sucht enden. Gerade Tiktok hat einen hohen Unterhaltungswert und ist bei jungen Menschen besonders beliebt. Tiktok besitzt ein besonders hohes Potenzial, krankhaft süchtig zu machen.

Wie löst Tiktok eine Sucht aus? Als Erstes bietet das Videoportal den Nutzern viele aufregende, schnelle Informationen und Reize. Diese Stimulation ruft im Gehirn neurologische Reaktionen hervor. Das im Mittelhirn liegende Belohnungssystem sendet den Glücksbringer Dopamin aus. Leider entsteht ein Gewöhnungseffekt. Dadurch wischen wir immer mehr, um aufregende neue Reize zu bekommen. Das tägliche intensive Nutzungsverhalten verstärkt Sucht, Ängste, Depressionen und andere psychische Erkrankungen. Wenn das Eintauchen in die mediale Welt überhandnimmt, entfernt man sich von der realen Welt, den eigenen Problemen und Gefühlen. Dann wird es Zeit, Hilfe zu suchen.[23]

In Gesprächen mit jungen Menschen erfuhr ich, dass es kein Problem darstellt, über Instagram und Co. mit den Anhänger*innen der Pro-Ana- oder Pro-Mia-Community in Kontakt zu treten; sie verherrlichen die Anorexie beziehungsweise die Bulimie. Mit den nötigen Informationen über das Profil - Körper, Alter, aktuelles Gewicht, Traumgewicht und entsprechende Bilder - ist es leicht mit den jungen, meist minderjährigen Mädchen (und Jungen) ins Gespräch zu kommen. Dann ist der Weg frei, in geschlossenen Gruppenchats Hunger-Challenges durchzuführen und somit die nötige Unterstützung beim Abmagern zu bekommen.

3. ERFAHRUNGSBERICHT EINER KLIENTIN IN DER PRO-ANA-COMMUNITY

In dem Interview mit meiner Klientin offenbarte sich mir eine Welt, in der magersüchtige Mädchen und Frauen (und auch, aber wesentlich seltener Jungen und Männer) sich gegenseitig anleiten, wie sie am besten hungern, sich bei Nichteinhaltung der Vorgaben beschimpfen und sich gegenseitig kontrollieren. Sie pushen sich immer weiter, obwohl bereits Gefahr für Leib und Seele droht.

Meine Klientin befand sich bei Eintritt in die Pro-Ana-Community in einer großen Lebenskrise, mit stark selbstverletzendem Verhalten. Die Essstörung war zu diesem Zeitpunkt sehr ausgeprägt. Sie fühlte sich allein und konnte ihre Probleme mit niemandem teilen. So beschloss sie, der Pro-Ana-Community beizutreten. Da sie sich bestens mit dem Computer und der medialen Welt auskannte, war es ihr ein Leichtes, geschlossene Internet-Foren für Pro-Essstörung zu finden.

»In meiner Magersucht gab es einen Moment, in dem mir alles nicht schnell genug gegangen ist. Da ich ratlos war, was ich noch tun konnte, um schneller abzunehmen, und auch niemanden hatte, mit dem ich über meine Magersucht reden konnte, habe ich mich nach der Pro-Ana-Community umgesehen, um Tipps und Ermutigung zu bekommen. Nachdem ich dem Server beigetreten war, hatte ich erst Zugriff auf die Willkommenskanäle. Dort waren die Regeln des Servers nachzulesen und es gab einen Kanal für die Freischaltung auf die restlichen Bereiche. Für die Freischaltung musste man ein paar Fragen beantworten, damit die Moderatoren zuordnen konnten, ob die Person erwachsen oder jugendlich ist, ob die Person die Regeln gelesen hat und um einen kurzen ersten Eindruck zu bekommen und zu entscheiden, ob sie Zugriff erhält oder nicht. Nachdem ich freigeschaltet wurde, stellte ich mich kurz vor.«

Je mehr ich im Gespräch von meiner Klientin über die Verfahrensweise der Pro-Ana-Community erfuhr, desto stärker wuchs meine Überraschung und Irritation darüber, wie gut die Community organisiert ist und wie strukturiert und professionell eingerichtet sich Betroffene in diesem Chatraum bewegen können. Ein Beispiel bildet der Bereich für Tagebücher, indem der*die Nutzer*in entscheidet, ob sie öffentlich gemacht werden oder privat bleiben. Weiterhin gibt es einen sogenannten Spo-Bereich (Inspirations-Bereiche, mit *Thinspo (thin bedeutet dünn), Bonespo (bone bedeutet Knochen), Fatspo (fat bedeutet fett), Meanspo (mean bedeutet gemein)* und *Sweetspo (sweet bedeutet süß).*

Im *Thinspo* werden Bilder von sehr dünnen Personen gepostet, um diese als Vorbild und Inspiration zu nutzen. Die Fotos sollen einen Ansporn geben, stark und hungrig zu bleiben, um sein persönlich gestecktes Ziel zu erreichen. *Bonespo* zeigt Bilder von Personen, die nicht mehr nur dünn sind, sondern stark abgemagert. *Fatspo* zeigt das Gegenteil auf und will mit Bildern davon abschrecken, was passieren kann, wenn man zu viel isst. So kann die Angst vor Nahrungsaufnahme groß bleiben.

In dem Kanal *Meanspo* (vom englischen *mean* für gemein) geht es darum, sich einvernehmlich zu beleidigen, um sich vom Essen abzuhalten und das Ziel zu fokussieren, so wenig wie möglich zu sich zu nehmen. Die Nutzer*innen schrecken dort auch nicht vor rüden Beleidigungen zurück. Dies soll Mut verleihen, stark zu bleiben und die Kontrolle zu behalten. Bei *Sweetspo* werden umgekehrt Komplimente verteilt und dazu ermuntert, weiter zu hungern. Hier geht es ganz klar um Kontrolle und das Mittel lautet Zuckerbrot und Peitsche. Bei Fehlverhalten wird gedemütigt und bestraft, bei angemessenem Handeln gelobt. Je mehr ich von diesem Chatroom erfuhr, desto mehr bekam ich einen Einblick in eine perfekt organisierte, zerstörerische Welt.

»Die Spo-Kanäle waren für mich etwas, das ich so noch nicht kannte«, berichtete meine Klientin, »aber sie waren für meine Essstörung sehr hilfreich. Immer wenn ich Schwierigkeiten hatte, habe ich diese Kanäle genutzt, um mich zu motivieren. Bei den Beleidigungen habe ich nicht mitgemacht. Wenn ich Schwäche zeigte, habe ich die dort zu findenden Beschimpfungen aufgegriffen und gegen mich selbst verwendet.«

Für gesellschaftliches Miteinander gibt es unausgesprochene Regeln und Verhaltensweisen. Wir lernen sie von klein auf und begreifen in diesem Zusammenhang auch, was richtig und was falsch ist. Wir verankern moralische Grundsätze wie soziale Prinzipien und Normen, an die man sich als Mitglieder einer Gesellschaft halten sollte. So kann das Miteinander gut funktionieren. In den Hunger-Communitys haben diese sozialen Normen und Prinzipien keinen Bestand mehr. Die Menschen beleidigen und kränken sich einvernehmlich und keiner steht auf und protestiert.

Es stellt sich die Frage, wie das möglich ist. Erstens fühlen sich die Betroffenen stark verunsichert und ohne Wert. Und wer keinen Wert hat, darf beleidigt und gedemütigt werden. Zweitens können sich die Betroffenen in der*dem jeweils anderen erkennen. Dadurch findet eine starke Identifikation statt und eine Umkehr von allgemeingültigen Werten ist möglich. Wer sich unwohl fühlt und aussteigen möchte, müsste aktiv den Gruppenzwang überwinden, was den Betroffenen kaum möglich ist. Wären sie sich selber so sicher, könnten sie ihren Gefühlen trauen und wären sie nicht so leicht manipulierbar, hätten sie den Weg in eine solche »Gemeinschaft« ja überhaupt gar nicht erst angetreten. Eine Gemeinschaft, die aus ihrer radikalen Abgrenzung gegen die Mehrheitsgesellschaft sogar Stolz schöpft. Das ist das Narrativ vieler geschlossener Chatgruppen, hier in der Hunger-Community, aber auch in ideologischen und fundamentalistischen Nischen.

Zuletzt gibt es die Hunger-Challenges. Die Nutzer*innen geben Tipps für Diäten und fürs Fasten sowie dazu, wie man den Hunger überlistet, um stark zu bleiben. In diesem Kanal publiziert man Rezepte mit möglichst wenigen Kalorien und kann seinen Erfolg mit anderen teilen. Weiterhin darf man sich in einen Bereich für Themen außerhalb der Essstörung einloggen.

Meine Klientin schilderte, dass sie sich in dieser Zeit sehr wohl in der Community gefühlt habe. Es war der einzige Ort, an dem sie offen ohne Druck über alles reden konnte. Sie fühlte sich verstanden. Auf die Frage, was sie sich anfänglich von Pro-Ana erhofft hatte, bekam ich folgende Antwort: »Ich hatte immer das Gefühl, dass meine Mutter und andere Personen mich manipulieren wollten. Pro-Ana war eine Plattform, mich auszutauschen und Ideen zu bekommen, wie ich am besten Hungern konnte. Weiterhin wollte ich mit meiner Essstörung Konflikte produzieren und Konflikte schwelen lassen, um mich absurderweise durchzusetzen. Ich wollte und konnte Freunde nicht mit meinen Problemen belasten und außerdem bekam ich Lob und Anerkennung für mein Durchhaltevermögen. Weiterhin war es die Möglichkeit, Disziplin zu erlernen.«

Eines Tages, so die Klientin, wurde der Server durch das Discord-Team entdeckt und gelöscht. Sie hat sich allerdings schnell und fachkundig einen neuen Server im Toxic-Ana-Bereich gesucht und ist ihm beigetreten. Hier tummelten sich nur Erwachsene, was die Sache sogar noch schlimmer machte. Die Regeln waren deutlich strenger und wer versagte, durfte nicht länger der Gruppe angehören. Richtlinien wurden klar kommuniziert und man musste alles preisgeben, was man im Laufe des Tages aß und wie man »zu viel« Verspeistes loszuwerden gedachte, egal auf welchem Weg. Meine Klientin steckte zu dem Zeitpunkt so tief in ihrer Magersucht, dass die Challenges für sie kein Problem darstellten. Es gab keinen Tag, an dem sie auch nur ansatzweise so viel gegessen hatte, wie es erlaubt war.

Nach ihrer Schilderung wurde dies ihre reale Welt. Sie fand Freund*innen, mit denen sie ihre Probleme besprechen konnte, und einen Platz, an dem sie verstanden wurde und sich wohlfühlte. Sie sank immer tiefer in die Magersucht, bis zu dem Moment, an dem sie gesund werden wollte. Die Erkenntnis reifte in ihr heran, dass das Verbleiben in der Community diese Heilung verunmöglichte. Sie stieg aus, suchte sich eine Psychologin und kam irgendwann zu mir.

Im Rückblick beschreibt sie die Pro-Ana-Community als gruseligen und gefährlichen Ort, den verlassen zu haben sie froh macht. Sie war den ganzen Tag an diesen Chatroom gebunden und verlor sich selbst immer mehr. Das Leben um sie herum hatte keine Bedeutung. Sie ist als Erwachsene in diesen Strudel der kranken Welt geraten und sagt rückblickend, dass es für Menschen in der Pubertät eine noch größere Bedrohung darstellt. Die Essstörung kann sich durch diese toxische Parallelwelt so in einem Gehirn, das noch in der Entwicklung ist, festsetzen, dass die Chance auf Heilung sehr gering ist.

Es ist schon schlimm genug, dass junge Menschen sich online beim Hungern gegenseitig antreiben und unterstützen, doch die perfideste Entwicklung sind die sogenannten Pro-Ana-Coaches. Männer, die bevorzugt ganz junge Mädchen ansprechen, um sie bei ihrem Vorhaben, dünn zu werden, zu unterstützen. Allerdings nicht ohne Gegenleistung, was uns zum nächsten Kapitel bringt, dem »Cybergrooming«.

4. CYBERGROOMING: SEXUELLE BELÄSTIGUNG IN ANOREXIE-GRUPPEN

Die selbst ernannten Pro-Ana-Coaches sind Männer, die gezielt Minderjährige auf Onlineplattformen, die aktiv und interaktiv von Jugendlichen genutzt werden, ansprechen. Pro-Ana-Coaches halten sich vor allem dort auf, wo sie eine Essstörung bei Kindern wittern, und sprechen sie direkt an. Gerade da können sie ihre pädophile Neigung ausleben. Die abgemagerten Körper, die keine weiblichen Attribute aufweisen und kindlich wirken, entsprechen ihren sexuellen Fantasien. Sie nutzen eine gefährliche Krankheit, um an intime Fotos von Minderjährigen heranzukommen. Zu Anfang fordern sie die Bilder in Unterwäsche ein, damit sie ihre erste Einschätzung abgeben können, wie viel die betroffenen Mädchen abnehmen sollen. Sie beschimpfen sie, dass sie fett und unattraktiv seien. Sie wollen Knochen sehen und kein Fett. Sie verlangen Perfektion, und dafür sind sie immer für die Mädchen da. Schließlich investieren sie ihre wertvolle Zeit. Sie geben Ernährungstipps, legen das Sportprogramm fest und bieten den Mädchen eine Beziehung an. Das macht die Kinder vielleicht stolz, dass sich ein erwachsener Mann um sie kümmert. Je mehr sie in die Abhängigkeit geraten, umso intensiver werden immer freizügigere Fotos eingefordert. So können sie schließlich einschätzen, was an Fett am Körper noch »wegmuss«.

Sie setzen die Kinder unter Druck, bringen sie in emotionale Schwierigkeiten und drohen mit Beziehungsabbruch, wenn sie nicht die geforderten Bilder bekommen. Die Mädchen sollen sich beim Ausziehen filmen, damit sie einen Bodycheck vornehmen können. Dann versprechen sie, dass sie die Mädchen zum Erfolg führen, damit sie endlich schön sind. Das Einfordern von Nacktfotos und Filmen dient diesen Männern zur sexuellen Lust und der Machtbefriedigung. Außerdem lässt sich mit diesen Bildern im Internet viel Geld verdienen.[24] Es ist eine der schlimmsten und verstörendsten Erfahrungen im Leben eines heranwachsenden Mädchens. **Cybergrooming ist eine Straftat.**

Kann man diesen Männern das Handwerk legen? Nach meinen Recherchen ist es ein schwieriges Unterfangen. Werden entsprechende Server oder Blog-Sites auf Google gelöscht, damit sie nicht mehr in der Trefferliste angezeigt werden können, sprießen an anderer Stelle neue Hungergruppen aus dem Internetboden.

Das Einzige, was wirklich schützt, ist die Stärke der Kinder. Außerdem brauchen wir ein kollektives Bewusstsein für die Gefahren im Netz. Das heißt, Eltern sollten früh genug über Elternabende geschult werden. Kinder müssen in der Schule für den Umgang mit dem Netz noch vor der Pubertät fit gemacht werden. Schönheitsideale und Gefahren im Netz müssen immer wieder fester Bestandteil des Unterrichtes sein. Wie auch die Fragen: Was ist schön, was macht mich aus, wo liegen meine Stärken, wie gehen wir miteinander um und was sind gesunde gesellschaftliche Regeln im Miteinander? Es sollte Ansprechpartner*innen, sogenannte Vertrauenslehrer*innen für Cybergrooming und Cybermobbing geben. Er oder sie sollte auch die Aufgabe haben, Events zu den oben genannten Themen auf die Beine zu stellen, durch fächerübergreifende Arbeit die entsprechenden Lehrer*innen mit einzubeziehen, für die Belange der Kinder da sein und gut mit entsprechenden Beratungsstellen vernetzt sein. Jugendarbeit in den einzelnen Stadtteilen sollte regelmäßig das Thema im Blick behalten. Dann wird es endlich aus der Grauzone geholt und gelangt in das öffentliche Bewusstsein. Wir Erwachsene haben schließlich die gesellschaftliche Aufgabe, alle Räume, wo sich unsere Kinder bewegen, so zu gestalten, dass sie gesunde, starke Erwachsene werden können.

Es mag ja sein, dass Curvy Models inzwischen selbstverständlich auf dem Laufsteg zu Hause sind und die Bewegung Body Positivity für die Abschaffung unrealistischer und diskriminierender Schönheitsziele steht, was eine Tendenz in die richtige Richtung ist. Die Bewegung ist gut. Aber dringt dies wirklich in unsere Köpfe? Ich melde Zweifel an, denn ich glaube, dass unsere Gesellschaft hoch adiphob (Adipositas-phob) ist. Sonst würden übergewichtige Politikerinnen nicht auf ihr Gewicht reduziert und aufs Übelste beschimpft werden, dicke Kinder auf dem Schulhof nicht gemobbt und übergewichtige Menschen nicht als unattraktiv wahrgenommen werden. Dicke Menschen erfahren in unserer Gesellschaft Ausgrenzungen, Beleidigungen, abschätzige Bewertungen über ihre Figur und ihr Äußeres. Allein die Tatsache, dass Menschen mit einer Adipositas Grad II nicht verbeamtet werden, ist eine Diskriminierung. Bei der Adipositas Grad I ist die Verbeamtung ebenfalls nicht gesichert. Was ist mit denjenigen, die dreißig Zigaretten rauchen, regelmäßig zu viel Alkohol trinken oder andere gesundheitsschädliche Handlungen vollziehen? Sie dürften konsequenterweise auch nicht in den Beamtenstatus gehoben werden. Unlängst habe ich in einem Podcast über Essstörungen folgenden Satz gehört: »Du bist schön, so wie du bist, auch wenn du dick bist. Denn es kommt auf die inneren Werte an.« Diesen Satz unterstreichen wir alle, aber er findet nicht wirklich Widerhall in unseren Köpfen. Solange das so ist, werden die sozialen Medien mit ihren Schlankheits- und Fitnessgurus weiterhin unsere Kinder krank machen.

Aber das Problem liegt viel tiefer und wir als Gesellschaft müssen alles tun, damit die Gefahren im Netz deutlich minimiert werden. Ich für meinen Teil werde gleich alle Apps, die ich für die

Recherche in diesem Kapitel genutzt habe, löschen. Denn auch ich bin vor allem auf Tiktok auf der Jagd nach Filmchen, die mich anrühren oder amüsieren.

CYBERGROOMING:

Dabei handelt es sich um sexuellen Missbrauch von Kindern. Cybergrooming ist nach § 1765 StGB strafbar.

Kapitel 14:

KÖRPERWAHR-NEHMUNG

In meinen Anfängen als Ernährungsberaterin habe ich klassische Abnehmkurse für Frauen angeboten. Mehr als ein Drittel der Kursteilnehmerinnen hatten kein Gewichtsproblem. Sie hatten eine ganz normale Figur, sie wollten ihr Gewicht um ein paar Kilo reduzieren und ihrer Idealvorstellung näher kommen. Sie waren der Meinung, erst dann zufrieden sein zu können. Nun lassen sich Probleme, die einem niedrigen Selbstbewusstsein und einer mangelnden Selbstakzeptanz entspringen, nicht weghungern. Sie bleiben, auch wenn man fünf Kilo runtergehungert hat.

Auf die Frage »Was mögen Sie besonders an Ihrem Körper?« kamen die absurdesten Antworten: meine Augen und Augenbrauen, meine Haare, meine Hände, meinen Mund, meine Fußknöchel. Es war eine Rarität, wenn eine Frau etwas verschämt sagte, sie finde ihren Busen schön. Der Rest lehnte mehr oder weniger alle Körperteile zwischen Hals und Knie ab. Den Busen, den Bauch, die Hüfte, den Po und die Beine. Sie stehen aber für die weiblichen Attribute: feminin, weich, warm, mütterlich, nährend, kraftvoll – und genau das macht uns aus und verletzlich. Wir lehnen unseren Körper ab und wollen ihn in eine Form pressen. Werbung und soziale Medien wie Instagram und andere tragen dazu bei, dass wir tagtäglich unseren Körper einem vernichtenden Urteil unterziehen.

Auf meinem Weg zur Arbeit muss ich jeden Tag an einer Bushaltestelle vorbei, die eine große Seitenwand für Werbung zur Verfügung stellt. Auch bekannte Modefirmen nutzen die Fläche, um ihre Mode zu präsentieren. Vor einigen Jahren schaute ich beim Vorbeiradeln auf eine Schönheit. Alles war perfekt an ihr. Ihre glänzenden, langen dunklen Haare, ihre ebenmäßige Haut und ihr strahlend weißes Lächeln. Sie trug Hotpants und eine weiße Bluse, die vorne zusammengebunden war. Ein perfekter Körper kam zum Vorschein. Eine Illusion, denn man sah keine Delle an den Beinen und am Po. Der Bauch war ungewöhnlich flach, nicht endend wollende Beine waren zu erahnen. Was für ein Geschöpf?

Je öfter ich vorbeifuhr, desto wütender wurde ich auf das Plakat mit der am Computer erschaffenen »Traumfrau«. Ich stellte mir vor, wie ein junges Mädchen auf dem Sprung ins Erwachsensein auf den Bus wartet und sich diese Frau aus der Traumfabrik anschaut. Der Anblick wird nicht spurlos an ihr vorbeigehen, dachte ich. Sie wird sich zwangsläufig mit ihr vergleichen und sich als unzulänglich wahrnehmen. Denn das Plakat schreit einen förmlich an, perfekt und ultraschlank sein zu müssen. Wie soll sich da eine junge Frau mit einer normalen Figur wohlfühlen und sich nicht als unförmig wahrnehmen?

Ich finde so eine Werbung grausam, auch die sozialen Medien. Die Protagonistinnen arbeiten mit Filtern und manipulieren ihr Äußeres. Man kann sich unentwegt Videos anschauen, in denen durchtrainierte Frauen tanzen oder sich in alle Richtungen biegen und scheinbar ihren Körper unter Kontrolle haben. Mal ganz abgesehen von den entfremdeten Gesichtern durch die Schönheitsindustrie. Dieser Manipulation kann sich niemand entziehen. Die Konfrontation mit den faltenfreien, ultraschlanken, immer jugendlichen Wesen wirkt zutiefst beleidigend und entmutigend.

Vor allem junge Mädchen in der Pubertät müssen sich mit der Veränderung ihres Körpers und der natürlichen Zunahme zurechtfinden. Sie brauchen gute Vorbilder, wie Mütter, die mit ihrem Körper zufrieden sind und nicht sofort eine Diät beginnen, wenn sie etwas zunehmen. Die Mädchen brauchen das Gefühl der uneingeschränkten Akzeptanz und dass die Veränderungen normal und schön sind. Wir sollten unsere Kinder einladen, erwachsen zu werden und die neue Phase zu begrüßen. Unsere Töchter können dadurch lernen, sich zu mögen und anzunehmen. So kann in der Pubertät aus einem fragilen Selbstbild ein starkes werden.

Ich habe den Eindruck, dass inzwischen so viele Mädchen immer schneller und heftiger in die Spirale einer Essstörung geraten. Sie tummeln sich auf Internetseiten, die von essgestörten, anorektischen oder bulimischen junge Frauen gestaltet werden und zerstörerische, krankhafte Tipps geben. Sie bestärken sie in ihren Hungererfahrungen. Sie treiben sich gegenseitig an, alle weiblichen Formen und Rundungen wegzuhungern. Der Körper wird zum Feind.

Egal, welche Form der Essstörung vorliegt, der Körper wird auf die eine oder andere Weise malträtiert. Entweder wird gehungert, Essen ausgebrochen, bis zur Erschöpfung gesportelt oder er wird durch mangelnde Bewegung vernachlässigt. Betroffene entwickeln ihrem Körper gegenüber eine verachtende Haltung, die in Selbsthass mündet. Wenn man den ganzen Tag auf sich selbst »einprügelt« und sich beschimpft, bleibt das nicht ohne Folgen. Es kommt zu einer Störung der Körperwahrnehmung, die sogenannte Körperschemastörung.

1. DIE KÖRPERSCHEMASTÖRUNG

»Unter Körperschemastörung versteht man das Bild und Erleben des eigenen Körpers und seiner Ausmaße.« Und weiter: »Das bedeutet, dass die Betroffenen ihre Maße nicht realitätsangemessen einschätzen können, sondern sich dicker oder dünner wahrnehmen, als sie in Wirklichkeit sind.«[25]

Die Körperschemastörung, auch Körperbildstörung genannt, ist ein Merkmal der Essstörung. Sie entsteht durch den starken Wunsch, einem Idealbild zu entsprechen. Die Idee von einem Schönheitsideal wird durch Werbung und soziale Medien hervorgerufen. Der eigene Körper wird als Zumutung empfunden und kann dem Vergleich nicht standhalten. So entsteht eine gestörte Wahrnehmung des eigenen Körpers. Man sieht sich dick, fett, verzerrt und hässlich.

Die essgestörten Mädchen und Frauen hungern sich immer mehr herunter, bis jede weibliche Form verschwunden ist und die Monatsblutung ausbleibt. Die Hüftknochen und Rippen schauen hervor, die Beine und Arme sind so dünn, dass man sie mit einer Hand umfassen kann. Aber wenn diese hungernden

Frauen in den Spiegel schauen, können sie das nicht sehen. Das Spiegelbild ist verzerrt und unförmig. Manchmal entsteht auch ein Hass auf einzelne Körperteile wie Beine und Bauch.

Vor einigen Jahren lernte ich eine junge Frau in meiner Praxis kennen, die seit Jahren an einer Anorexie litt. Sie wirkte sehr verschlossen und depressiv. Wir verbrachten ein intensives Jahr miteinander. Ihre Beine waren immer wieder ein Thema. Sie sah sie als unförmige und extrem dicke Fleischklopse an, die man niemandem zumuten konnte. Daher trug sie immer nur Röcke. Hosen waren in ihrem Schrank nicht zu finden. So wie sie ihre Beine beschrieb, wäre es anatomisch nicht möglich gewesen, mit ihnen zu laufen. Sie sah ihre Beine verzerrt. In der Gesundungsphase galt es zu lernen, einen anderen Blick auf sich und ihren Körper zu finden. Sie setzte sich aktiv mit ihrer Körperwahrnehmungsstörung, vor allem bezogen auf ihre Beine, auseinander. Sie wurde mutig und veränderte ihren Typ. Als sie mit einer gut sitzenden Jeans zum ersten Mal in die Praxis kam, wusste ich, dass sie es bald geschafft haben wird. Ich freute mich über ihre neu gewonnene Freiheit.

Ich freue mich immer, wenn eine Psychotherapeutin mit im Boot ist, die aktiv mit den Klient*innen am positiven Körperbild arbeitet und Körperbildtherapie anbietet. Diese Form der Konfrontation mit dem eigenen Körper ist für meine Klient*innen immer kräftezehrend, aber aus meiner Sicht auch hocheffizient.

2. DAS WIEGEN

Das Wiegen ist ein sehr intimer Akt, der in der Regel mit Scham besetzt ist. Ich würde niemals in der Kennenlernphase darauf bestehen, dass sich die Klientinnen auf die Waage stellen. Dafür braucht man Vertrauen. Ich frage jedoch, wie viel sie wiegen und wie oft sie sich auf die Waage stellen. Männer gehen damit unkomplizierter um. Sie haben kein Problem, sich auf die Waage zu stellen und ihr Übergewicht zu dokumentieren. Ich denke, dass wir Frauen einen starken Wächter in uns tragen, der uns immer wieder überprüft, wie wir aussehen, ob wir nicht zu dick sind, ob wir passend angezogen sind, ob wir uns richtig verhalten, ob wir nicht zu laut sind und das Richtige gesagt haben. Irgendwie gehört es für uns dazu, dass wir auf die Löcher im Käse schauen. Der Mann schaut sich lieber den ganzen Käse an. Da könnten wir bestimmt etwas von den Männern lernen.

Das Überprüfen des Gewichts bei akutem Untergewicht in der Arztpraxis, in der Psychotherapie beziehungsweise durch mich, ist eine absolute Notwendigkeit. Wenn Eltern diesen Part übernehmen, wird das häufig von den betroffenen Kindern und Jugendlichen als unangenehm und übergriffig wahrgenommen. Daher schlage ich ihnen und den Eltern vor, das Wiegen aus der Familie auszulagern. Eltern fühlen sich häufig erleichtert, weil die Zahl auf der Waage oft zu Konflikten führt.

In der Phase der Gewichtszunahme ist fast in jeder Sitzung eine noch so geringe Grammzahl eine Tragödie. Ich lenke das Thema auf das Mehressen und seine positiven Effekte. Zum Beispiel nicht mehr so stark zu frieren, kraftvoller durch den Tag zu gehen, sich besser zu konzentrieren und insgesamt bessere Laune zu haben. Ich gehe auch auf das Geschmackserleben ein. Die meisten geben zu, dass Essen lecker ist und sie sich durchaus auf die Mahlzeit freuen. Natürlich wird sie von quälenden Gedanken begleitet, das sei zu viel, man sei zu voll, man werde äußerlich explodieren, die Zunahme werde niemals aufhören und am Ende sei man entsetzlich verfettet. Hier ist es wichtig, dass ich aufkläre und sie beruhige. Es ist physiologisch nicht möglich, bei einer angemessenen Kalorienzahl unbegrenzt zuzunehmen. Die Essstörung arbeitet genau mit dieser Angst. Sie will, dass man sich zu Tode hungert, dass es einem schlecht geht und man nicht mehr am Leben teilnimmt. Eigentlich möchten die Klient*innen ihr Leben zurückhaben, zufrieden sein und sich frei fühlen. Aber sie möchten auch nicht zunehmen. Das funktioniert nicht.

Hier gilt die Gleichung:
Hungern = krank bleiben und Zunahme = gesund werden.

Die gesunde Stimme wird immer größer und die zerstörerische immer kleiner. Das ist das Ziel.

Auf dem Weg zu einem gesunden Gewicht passiert so viel an Entwicklung. Klient*innen entdecken, wer sie sind und wohin sie wollen. Sie versuchen, ihre Gefühle einzuordnen und herauszufinden, was sie brauchen. Sie werden mutig und treffen spannende Entscheidungen. Sie lächeln wieder und die Person, die sie einmal werden, wird erkennbar. Daher feiere ich jedes Kilo und bestärke weiterzumachen.

Auf dem Weg zu einem gesunden Körper gibt es eine Gewichtsgrenze, welche die Betroffenen festgelegt haben. Die gilt es nicht zu überschreiten. Meist sind es die Zehnerschritte. 50 oder 60 Kilo zu überschreiten ist tabu. Als ob dann die Hölle losgetreten wird und das Überschreiten dieser ultimativen Grenze das Leben nicht mehr möglich macht. Jedes Mal ist es eine Riesenherausforderung für die Betroffenen, diese selbst gesetzte Grenze zu durchbrechen. Ich versuche sie bestmöglich darauf vorzubereiten. Den Weg müssen sie gehen, sonst bleiben sie ein Leben lang essgestört.

In diesem Fall ging es genau darum: Die Klientin hatte bereits ein gesundes Gewicht. Die Eltern und die Psychotherapeutin waren zufrieden, denn sie sah jetzt normal aus. Aber die Klientin kontrollierte weiterhin das Essen, um auf keinen Fall über 60 Kilo zu kommen. Nach außen schien erst einmal alles in Ordnung, aber in ihren Gedanken war sie noch immer in großen Teilen in der Essstörung gefangen. Die Angst war groß, die 60 Kilo zu überschreiten. Außerdem war die Sehnsucht, dünn sein zu wollen, immer noch da.

Der Frage nachzugehen, wie man sich mit dem niedrigsten Gewicht von 48 Kilo bei einer Größe von 1,74 Meter gefühlt hat und wie das Leben sich gerade mit 58 Kilo anfühlt, ist durchaus sinnvoll und aufschlussreich.

Wie war Ihr Leben mit 48 Kilo?

- Ich habe den ganzen Tag an Essen gedacht, 24/7.
- Die Magersucht wurde immer stärker und schrie »Du musst noch weniger wiegen, es ist immer noch zu viel«.
- Meine Gefühle waren weg und ich war abgestumpft.
- Ich konnte mich nicht mehr konzentrieren.
- Ich war selten in der Lage zu studieren.
- Ich fühlte mich kraftlos und erschöpft, beim Treppensteigen hatte ich richtige Probleme.
- Ich fror immer, auch im Sommer.
- Ich hatte zu diesem Zeitpunkt große Magen-Darm-Probleme.
- Ich habe mich isoliert und wollte niemanden treffen.
- Ich hatte keine Perspektive im Leben, ich wollte nur noch dünner werden.
- Ich war traurig und depressiv.

Ich hatte das Gefühl, ich kann das Ruder nicht mehr herumreißen und das Leben gerät außer Kontrolle

Wie ist Ihr Leben heute mit 58 Kilo?

- Es gibt viele Momente, in denen ich nicht mehr ans Essen denke.
- Die Magersucht schreit »Du bist fett!«.
- Die Gefühle sind wieder da. Es ist anstrengend, aber besser.
- Mein Kopf arbeitet deutlich besser und ich studiere wieder.
- Ich fühle mich kraftvoller.
- Ich friere nicht mehr.
- Mein Magen und mein Darm funktionieren wieder.
- Inzwischen habe ich eine Beziehung.
- Zukunft ist möglich und ich habe wieder Ideen.
- Auch die positiven Gefühle sind zurück und das fühlt sich gut an.
- Ich bin der Essstörung nicht mehr ausgeliefert.

Die junge Frau hat sich getraut und die 60-Kilo-Grenze überwunden. Sie hat bei ihrer Therapeutin zeitgleich eine für sie sehr anstrengende Spiegelkonfrontation durchgeführt, die extrem effektiv war. Spiegelkonfrontation bedeutet, dass sich die Personen vor einem Spiegel betrachten, beschreiben und versuchen, den Körper nicht negativ zu besetzen. Für die Betroffenen kostet es viel Überwindung, sich über eine bestimmte Zeit im Spiegel anzuschauen.

Heute genießt sie, dass sie ihren persönlichen Setpoint gefunden hat und das Gewicht sich bei 62 Kilo einpendelt, obwohl sie mal mehr und mal weniger isst.

Auch bei Übergewichtigen kommt es zur Verschiebung der Körperwahrnehmung. Ich arbeite mit einer Klientin, die ihren Körper lange Zeit vernachlässigt hatte. Sie aß zu viel, sie bewegte sich kaum und konnte zeitweise gar nicht studieren, weil es ihr so schlecht ging. Wenn es ihr nicht gut ging, versank sie in ihrem Zuhause im Chaos. Sie trug immer weite Kleider und Stretchhosen, um sich bloß nicht zu spüren.

Zunahme geht oft mit einer Verdrängung des Körpergefühls einher. Das Gewicht wird einfach ignoriert. Als ihr Arzt eine beginnende Altersdiabetes in ihren jungen Jahren diagnostizierte, nahm sie zum ersten Mal ihr Übergewicht wahr.

Inzwischen hat sie schon 16 Kilo ohne Hungern und ohne übertriebenen Sport verloren. Auf die Frage, was sich verändert habe, konnte sie mir keine Antwort geben. Ich forderte sie auf, genau nachzuspüren. Denn 16 Kilo leichter zu sein verändert den Körper. Sie stellte fest, dass ihre Oberschenkel nicht mehr so stark aneinanderreiben und dass ihre Kraft und Ausdauer sich deutlich verbesserten. Beim Reiten kann sie sich besser im Sattel stabilisieren und sie ist beweglicher. Sie könne auch ihre Hüftknochen und ihre Rippen wieder wahrnehmen. Sie fühle sich gesünder und agiler.

16 Kilo Ballast abzuwerfen bedeutet auch eine Auswirkung auf die Psyche. Sie beschrieb, dass sie über Jahre hinweg depressiv war. Sie fühlte sich träge, passiv, unbeweglich und viele Tage lagen im Dunkeln. Ihre Seele hatte jetzt Platz. Sie gestaltete den Tag akti-

ver und das Studium machte ihr inzwischen wieder Spaß. Auf die Frage, wie sie ihren Körper wahrnahm, konnte sie zu früher keinen Unterschied feststellen. Sie sehe sich noch genauso wie vorher. Sie mache sich aber inzwischen Sorgen, ob man sie jetzt auf ihr Gewicht reduzieren könne.

Dieses Beispiel zeigt, wie wichtig es ist, sich neben der Psychotherapie Hilfe zu suchen, um überflüssige Pfunde zu verlieren. Die Aufgabe der Klientin wird es sein, stärker ihren Körper und ihre Körpergrenzen ins Bewusstsein zu rufen, damit sie sich in ihrer Ganzheit wahrzunehmen lernt. Außerdem macht es deutlich, dass in einem gesünderen Körper auch Seele und Geist besser aufgehoben sind.

Zum Schluss möchte ich auf das zwanghafte tägliche Wiegen eingehen. Es vermittelt den Klient*innen zwar das Gefühl von Kontrolle. Aber sie sind häufig abhängig von dem Wiegeritual. So berichteten mir Klient*innen, dass sie ohne das tägliche Wiegen in Panik geraten und ihre Personenwaage sogar in den Urlaub mitnehmen. Mit der Zahl am Morgen entscheidet sich, ob der Tag gut wird. Bei Abnahme fühlen sie Freude. Der innere Treiber sagt, wenn du noch weniger isst, dann hast du bald dein Ziel erreicht. Bei einem unveränderten Gewicht sind die meisten erst einmal beruhigt.

Dann kommen Zweifel auf, wieso das Gewicht nicht runtergegangen ist. Was muss ich ändern, wo kann ich was weglassen, damit der Erfolg sichtbar wird? Die meisten beschreiben, dass sie sich unwohl fühlen und das Gewicht nicht akzeptabel ist. Der Tagesanfang ist eingetrübt, weil die Anzeige doch nicht die gewünschte Zahl bringt. Der schlimmste Tagesbeginn ist eine Zunahme auf der Waage, auch wenn es sich nur um 200 Gramm handelt. Angst, Wut, Trauer und ein Gefühl des Versagens machen sich im Inneren breit. Sie haben ihren Körper nicht unter Kontrolle, die Waage gibt ihnen recht: »Ich bin fett!«

Sie müssen jetzt alles dafür tun, damit die Zunahme ausgebremst wird. Den ganzen Tag beschäftigen sie sich mit der Zahl, ein Ablenken ist nicht mehr möglich. Die Zunahme bringt das Gefühl von Scheitern, sie schämen sich.

Es ist normal, dass wir Gewichtsschwankungen bis zu drei Kilo innerhalb weniger Tage haben. Die Gründe können vielfältig sein. Wenn Sie zum Beispiel einer sitzenden Tätigkeit nachgehen, kann sich unter Umständen Wasser in den Beinen ablagern. Bewegung sorgt für den Abtransport der Flüssigkeit. Oder Sie haben eine anstrengende Sporteinheit hinter sich gebracht, was wiederum Wasser im Gewebe binden kann. Vielleicht sind Sie gerade in der prämenstruellen Phase und die Hormone sorgen für die Einlagerung. Auch eine akute Verstopfung kann zur vorübergehenden Zunahme führen.

Um sich nicht mit den täglichen Schwankungen auseinanderzusetzen, reicht es, sich einmal die Woche zu wiegen. Viele meiner Klient*innen verzichten auf die Waage oder stellen sich in langen Zeitabständen auf meine Waage. Ansonsten versuchen sie sich auf ihr Körpergefühl zu verlassen. Wir merken an unseren Kleidern, ob sie wie immer sitzen. Sollten Sie sich zwanghaft wiegen, rate ich auf alle zwei Tage, dann auf alle drei Tage und so weiterzugehen, damit ein normaler Rhythmus gefunden werden kann.

KÖRPERWAHRNEHMUNG:

Menschen können innerhalb kurzer Zeiträume ihren Körper unterschiedlich wahrnehmen - das ist auch vom seelischen Zustand abhängig.

3. DAS ÜBER-NACHT-VERFETTUNGSSYNDROM

Mit dem Über-Nacht-Verfettungssyndrom habe ich regelmäßig in meiner Praxis zu tun. Meine Klient*innen beschreiben, dass sie morgens aufstehen und das Gefühl haben, in der Nacht verfettet zu sein. Sie beschreiben, dass der Gedanke abzunehmen und nichts mehr essen zu wollen, wieder ganz zentral wird. Dieses Syndrom wird meist durch ein unangenehmes Ereignis ausgelöst.

Ich arbeite seit mehr als einem Jahr mit einer Klientin zusammen, die unter einer atypischen Anorexie leidet. Wir treffen uns nur noch einmal im Monat, da sie ein stabiles Ernährungs- und Essverhalten hat und seit einer recht langen Zeit ihr Gewicht auf ein gesundes Maß eingespielt hat. Es liegt im Normalbereich, aber in ihrer Vorstellung sollten es vier Kilo weniger sein. Inzwischen hat sie sich mit der konstanten Zahl arrangiert. Lange Zeit waren in unseren Beratungseinheiten das Gewicht und die Körperwahrnehmung kein Thema mehr. Bis sie eines Tages zu mir kam und sich als verfettet wahrnahm. Sie wollte nichts mehr essen, in jeder Faser lehnte sie ihren Körper ab.

Auf die Frage, ob in der letzten Zeit etwas Unangenehmes vorgefallen sei, berichtete sie mir von ihrem neuen Vorgesetzten. Ihr erstes Gespräch setzte ihr schwer zu. Sie empfand im Laufe des Gespräches ein immer stärkeres Unwohlsein. Sie fühlte sich in ihrer Kompetenz und als Person abgewertet und diskriminiert. Die Wut und der Schmerz waren groß. Die abwertenden Gedanken und Gefühle projizierte sie auf ihren Körper:

»Wenn ich mich anschaue, könnte ich mich sofort übergeben. Ich bin so widerlich fett. Kein Wunder, dass ich so Schwierigkeiten habe. Wer soll mich denn auch gut finden?«

Sie verstand nach der Sitzung, warum sie ihren Körper plötzlich wieder im Fokus hatte. Dass der Körper die Plattform dafür war, ihre Gefühle umzulenken. Ihr wurde klar, dass sie eine Lösung finden musste. Sie wollte zukünftig mit ihrem Vorgesetzten ins Gespräch kommen, ohne danach in einen psychisch desolaten Zustand zu geraten. Leider waren die Stunden in der Therapie ausgeschöpft. Aber dafür holte sie sich Hilfe bei mir, bei Kolleg*innen, die ihr versprachen, sie im nächsten Gespräch mit dem Chef zu unterstützen. Somit konnte sie sich beruhigen und ihre Körperwahrnehmung normalisierte sich wieder.

Ich mache oft den Vorschlag, sich Schönheitsideale in verschiedenen Epochen anzuschauen. Es ist auch sinnvoll, die vorherrschenden Ideale in Medien und Werbung kritisch zu hinterfragen, um sich diesem Druck entziehen zu können.

Weiterhin ist es wichtig, sich dem Körper mit seinen einzelnen Körperteilen positiv und freundlich zuzuwenden und ihn nicht als Gegenstand zu behandeln, den man kontrolliert und nur benutzt. In der Heilungsphase sollte man seinen Körper erleben und zumindest »neutral« spüren können. Er verdient es, dass man respektvoll mit ihm umgeht. Es ist normal, Gewichtsschwankungen zu haben, aber das ständige Hadern mit dem Gewicht erschwert nur das Leben. Die größte Aufgabe ist es, sich als ganzes Wesen wahrzunehmen und nicht nur in Einzelteilen. Da sind meine Seele, mein Geist und mein Körper. Erst dann kann Heilung beginnen.

SETPOINT:

So nennt man das Gewicht, das der Körper immer wieder ansteuert, häufig auch nach einer Diät.

Kapitel 15:

DER WEG ZUR HEILUNG

Heilung bedeutet ganz werden. Ich finde, das lässt sich sehr gut auf die Essstörung anwenden. Die Betroffenen erleben ihren Körper als einen abgespaltenen Teil von sich, der bekämpft werden muss. Sie leben in ihm, aber nicht mit ihm. In der Phase der Gesundung lernen sie, ihn gut zu versorgen und auf die Bedürfnisse zu hören. Sie reagieren auf Hunger und Lust angemessen und beginnen ihrem Körper zu vertrauen. Sie lernen ihn anzuschauen, ohne ihn abzuwerten und abzulehnen. Sie nehmen ihn an und lernen, freundlich mit ihm umzugehen.

Der Heilungsweg ist für die Betroffenen eine der größten Herausforderungen in ihrem Leben. Sie müssen so viel Neues lernen. Das Essen muss eine Selbstverständlichkeit werden. Hunger, Sättigung und Appetit sind nicht bedrohlich, sondern ein normales Körpersignal, dem man nachgeht. Auch die Lust auf dem Teller darf gelebt werden. Wer das kann, wird auch ansonsten lustvoll durch das Leben gehen. Ebenso dürfen sich andere Gefühle zeigen und werden nicht mehr durch die Essstörung überlagert. Die ständige Beschäftigung mit Essen, Gewicht und der Essstörungsstimme verschwindet und dafür dürfen normale Alltagsgedanken und lebensbejahende Gedanken kommen.

Wer lustvoll isst, hat keine verbotene Lebensmittelliste. Die Verbotsliste verschwinden zu lassen ist schwer, denn sie vermittelt Sicherheit. Bestimmte Dinge nicht zu essen hält also die Angst in Schach.

Um dieses Thema zu erarbeiten, arbeite ich mit einem inneren Bild:

Stellen Sie sich als kleines Kind vor. Sie haben sich mit ihren besten Freund*innen nach der Schule verabredet und wollen nachmittags etwas Schönes gemeinsam unternehmen. Sie kommen nach Hause und es entsteht ein Streit zwischen Ihnen und Ihrer Mutter. Die Mutter wird wütend und verhängt für den Nachmittag Hausarrest. Sie dürfen also nicht zu Ihrer Verabredung. Was löst das Verbot aus?

- Ich bin wütend.
- Ich bin traurig.

- Ich bin trotzig.
- Ich akzeptiere das Verbot nicht und möchte meine Mutter umstimmen.
- Ich muss immerzu daran denken, wie schön es die anderen haben.
- Ich muss an die verpasste Gelegenheit denken, bis ich ins Bett gehe.
- Ich versuche mich abzulenken, was mir nicht gelingt. Es gibt keine Alternative.
- Ich bin froh, wenn der Tag vorbei ist.

Ich nehme bewusst ein Beispiel außerhalb der Nahrungsaufnahme, damit sie in Ruhe überlegen können, was Verbote auslösen.

Im nächsten Schritt ordnen die Klient*innen den Verzicht der verbotenen Lebensmittel den oben genannten Aussagen zu. Sie bestätigen, dass alles zutrifft. Manchmal überwiegt eher die Wut und manchmal die Traurigkeit.

So wird klar, dass Verbote niemals sinnvoll sind. Daher müssen die verbotenen Lebensmittel auf den Tisch kommen und in den Alltag integriert werden. Jede*r darf dabei ihren*seinen eigenen Rhythmus finden, denn auch hier gilt, Überforderung und Unterforderung zu vermeiden.

Wenn auch das geschafft ist, ist es wichtig zu lernen, den Körper mit dem gesunden Gewicht anzunehmen und mit ihm Frieden zu schließen. So können sich auch der übertriebene Leistungsgedanke, der Produktivitätsdruck und der Perfektionismus langsam verabschieden und verschüttete Charaktereigenschaften können wieder gelebt werden. Sie wachsen sozusagen aus ihrer Kleidung und aus der Essstörung heraus. Das neu gewonnene Ich darf sich zeigen und einhergehend verändert sich oft der Kleidung- und Lebensstil.

Den Prozess der Gesundung miterleben zu dürfen ist für mich einfach nur großartig. Leider können nicht alle diesen Weg bis zum Schluss gehen. Das bedeutet aber auch, sich dem eigentlichen Leben abzuwenden und der Essstörung das Feld zu überlassen. Ich gebe ungerne auf, aber am Ende muss jeder die Entscheidung treffen, ob er die Kraft dazu hat.

Man kann nicht gesund werden, wenn man nicht herausfindet, warum die Essstörung da war. Der Frage muss nachgegangen werden. Welchen Zweck hatte die Essstörung und warum hat man sie gebraucht? Die Aufarbeitung der eigenen Geschichte und der verdrängten Gefühle ist notwendig. Schmerz und seelische Verletzungen müssen in das Bewusstsein gehoben werden. Damit die Klient*innen lernen, die Gefühle anzunehmen, zuzuordnen und nicht zu verurteilen. Der nächste Schritt ist, adäquat auf die Gefühle zu reagieren. Wenn Sie müde sind, brauchen Sie Ruhe. Wenn Sie überfordert sind, brauchen Sie Unterstützung und Halt. Wenn Sie traurig sind, brauchen Sie Trost. So verliert die Essstörung ihre Funktion.

Gerade in der Arbeit mit jungen Frauen, die noch nie ihre Menstruation oder nur für einen kurzen Zeitraum bekommen haben, stelle ich fest, dass sie Schwierigkeiten haben, den monatlichen Zyklus zu akzeptieren. Während der Menstruation haben sie Schmerzen, schlechte Laune und fühlen sich aufgedunsen. Vor allem die Tage vor den Tagen und der Heißhunger auf Süßigkeiten machen ihnen Angst.

Wir überlegen gemeinsam, wie sie in dieser Zeit sorgsam mit sich selbst umgehen und sich die nötige Ruhe verschaffen können. Die Menstruation ist die erste Zyklusphase, in der wir uns intensiv um uns kümmern sollten. Ruhe und Entspannung sollten im Vordergrund stehen sowie eine vitalstoffreiche Ernährung. Warme Bäder, Yoga, ruhige Spaziergänge und Wärme – das ist da gerade das Richtige.

Die ersten Tage der Menstruation gehen häufig mit Appetitverlust und einem erhöhten Wasserverlust einher. Der ständige Gang zur Toilette ist garantiert.

Die darauffolgende Phase ist aufgrund des ansteigenden Östrogenspiegels die aktive Phase, in der wir Lust haben, Dinge in Angriff zu nehmen. Es ist die Zeit, in der das eigene Selbstbild und das Selbstwertgefühl stabil sind. Das männliche Sexualhormon Testosteron sorgt dafür, dass wir Lust auf die Liebe bekommen.

Die Eisprungphase bringt einen besonders hohen Östrogenspiegel mit sich, der dafür sorgt, dass wir uns selbst wie auch andere als attraktiv empfinden. Wir verspüren in dieser Phase nicht so viel Appetit und der Stoffwechsel läuft auf vollen Touren. Kohlenhydrate werden sehr gut verbrannt.

Direkt anschließend beginnt die Phase, in der das Progesteron und der Blutzuckerspiegel ansteigen. Bei einer möglichen Schwangerschaft würde das Follikel mit Zucker gut versorgt werden. Viele Mädchen und Frauen haben in dieser Phase vermehrt Lust auf Süßes. Stimmungsschwankungen können jetzt verstärkt auftreten. Viele beginnen schlechte Laune zu haben und das Leben negativer zu sehen. Moderater Sport und ausreichend gesunde, regelmäßige Bewegung, angenehme Gespräche und positive Aktivitäten sorgen dafür, dass wir gut durch diese Zeit kommen. Außerdem steigt der Stoffwechsel etwa um 10 bis 15 Prozent an, sodass Schokolade gut verbrannt werden kann.[26]

Es ist nicht unüblich, dass die Mädchen mit mir darüber sprechen, um das hormonelle Auf und Ab anzunehmen und das Leben ein wenig danach auszurichten. Wenn auch das geschafft ist, steht der Heilung nichts mehr im Weg.

Zum Schluss gebe ich meinen Klient*innen eine Liste mit Aussagen über normales Essverhalten in die Hand. Stellen Sie fest, dass vieles auf Sie bereits zutrifft, dann haben Sie es bald geschafft. Finden Sie sich gar nicht in den Aussagen wieder, dann holen Sie sich Hilfe.

Normales Essen bedeutet:

- Vielseitig und ausgewogen essen.
- Regelmäßig essen.
- Angemessene Portionsgrößen essen.
- Keine Mahlzeiten ausfallen lassen.
- Nicht hungern wollen.

- Sich nicht vollstopfen wollen.
- Nach der Mahlzeit abschalten und nicht ständig über das Essen nachdenken.
- Über den Tag nicht ans Essen denken.
- Bei Hunger essen und bei Sättigung aufhören.
- Gut unterscheiden können zwischen Appetit und Hunger, zwischen satt sein und voll sein.
- Alles essen können, ohne Schuldgefühle.
- Essen ohne Verbote.
- Essen in einem ruhigen normalen Tempo, ohne zu schlingen oder zu verzögern.
- Essen auf dem Teller liegen lassen können, wenn man satt ist.
- Genuss und Spaß beim Essen haben.
- Einkaufen und Planung der Mahlzeiten sollte leichtfallen und an den Bedürfnissen orientiert sein.
- Normales Besteck benutzen und nichts zerkleinern oder zerrupfen.
- Beim Essen nicht auf Fettpunkte oder Kalorien achten.
- Sich während des Essens nicht mit anderen vergleichen.
- Mit anderen zwanglos essen können, ohne Angst zu haben, beobachtet oder bewertet zu werden.
- Essen ohne Kompensationsstrategien, wie eine extra Sporteinheit oder eine Mahlzeit ausfallen lassen.
- Spontan auf eine Essenseinladung reagieren, ohne vorher die Speisekarte rauf und runter gelesen zu haben und sich zu quälen, was man nehmen soll.
- Gerne in Gesellschaft essen.
- Auch mal ein Völlegefühl aushalten.
- Am Essen an Feier- und Festtagen ohne Angst teilnehmen.
- Essen nicht herausbefördern.
- Negativen Gefühlen, Problemen, Krisensituationen nicht mit Essen oder Nichtessen begegnen.
- Erkennen, dass Essen wichtig ist, es gehört zum Leben dazu und macht Freude.

Der Weg in die Heilung ist ein schmerzhafter Prozess, der häufig mit dem Gefühl des Trauerns um die verlorene Zeit einhergeht, das nicht gelebte Leben. Die Energie, die zum Verleugnen und Verdrängen genutzt wurde, kann jetzt frei werden. Es lohnt sich, diese Kraft zu bündeln und Schritt für Schritt gesund zu werden.

Sehr häufig höre ich am Ende der gemeinsamen Arbeit von meinen Klient*innen den Satz: »Was habe ich meinem Körper über so eine lange Zeit angetan? Ich bin so froh und dankbar, dass er weiter für mich da ist.« In diesen Worten steckt Demut und Heilung.

Eine Klientin, die gerade den Heilungsweg geht, war mit einem Freund wandern. Als sie die Sonnenbrille absetzte, sah sie erst die Schönheit der Natur. Sie übertrug dies auf die Essstörung und sagte mir: »In der Essstörung ist es so, als ob man die ganze Zeit eine dunkle Sonnenbrille trägt, und erst wenn man die Essstörungsbrille absetzt, wird die Sicht klar und man kann das Schöne sehen.«

Sie fragen sich bestimmt, was aus den Frauen, deren Geschichte ich in diesem Buch begonnen habe zu erzählen, geworden ist: der der Klugen, der Rebellin und der Kämpferin. Wie sind sie diesen Weg weitergegangen und wo befinden sie sich gerade? Alle haben das Korsett der Essstörung abgelegt. Anfänglich war es eine Stütze, dann fühlten sie sich eingeschnürt und es hinderte sie, das Leben zu leben.

1. WAS WURDE AUS DER KLUGEN?

Sie ist in einer Familie mit einer alkoholkranken Mutter und einem gewaltbereiten Vater aufgewachsen. Sie erzählte, dass sie als Kind ein Wirbelwind war und gerne viel redete, immerzu hüpfte und spielte. Bis zum zwölften Lebensjahr beschützte die große Schwester sie und übernahm in großen Teilen die Mutterrolle. Als die Schwester auszog, begann das Hungern. Sie bekam sehr viel Lob für ihr Dünnsein. Das Hungern half ihr, die Gewalttätigkeit des Vaters gegenüber der Mutter und deren Alkoholproblem auszuhalten.

Das konsequente Hungern sorgte dafür, dass sie keine Gefühle wahrnahm, wenn sie mittags nach der Schule über die Türschwelle ihres Elternhauses ging. Es wurde ihr egal, was sie da vorfand. Die Angst konnte sie durch Hungern kontrollieren. Sie wurde eine sehr ruhige, in sich gekehrte und einsame Jugendliche. Sie war der Meinung, es lohne sich nicht, mit ihr befreundet zu sein, weil sie nichts zu geben hatte. Also definierte sie sich über Leistung. Darüber bekam sie wenigstens Anerkennung. In der Familie wurde ihre Not ignoriert. Am Ende blieb eine junge Frau zurück, die still und traurig war. Die einem das Gefühl vermittelte, dass sie sich am liebsten unsichtbar machen wollte, um niemandem zur Last zu fallen.

Die behandelnde Therapeutin empfahl mich, weil es an der Zeit war, neben der Psychotherapie auch die Ernährung in den Blick zu nehmen. Im ersten Jahr ging es vor allem darum, normal zu essen und das Zunehmen auszuhalten. Negative Gedankenkreisläufe unter die Lupe zu nehmen und sie in neutrale oder, wenn es gut lief, in positive Gedanken umzuwandeln. Sie lernte mit der Zeit, sich zu beruhigen und nicht die Gedanken in Horrorszenarien eskalieren zu lassen.

Im zweiten Jahr standen die Situationen im Fokus, die den Gedanken ans Hungern und die Sehnsucht danach, dünn zu sein, auslösten. Es waren häufig unangenehme Situationen und Gefühle, die unter anderem in Kontakt mit der Familie ausgelöst wurden. Ich erinnere mich genau an das erste Weihnachtsfest. Sie fuhr mit einem relativ stabilen Essverhalten hin. Als ich sie im Januar traf, war sie völlig durcheinander. Auf dem Teller ging nichts mehr. Wir setzten einen Fuß vor den anderen und schauten uns an, warum das Gefühl, hungern zu wollen, wieder so übermächtig wurde.

Die Therapeutin arbeitete parallel an dem Schmerz, an den unausgesprochenen Wahrheiten und Traumata und daran, wie man aus Krisen Kraft schöpfen konnte. Die Klientin fing an, normal zu essen und sich bewusst zu spüren. Sie sah ihre Bedürftigkeit und konnte diese annehmen.

Die guten Phasen wurden länger und die belastenden Zeiten kürzer. Sie schloss Freundschaften und genoss dies. Das zweite Weihnachtsfest stürzte sie nicht mehr in den Abgrund und wir hatten das meiste geschafft. Dann begann die Arbeit, die selbstauferlegte Körpergewichtsgrenze zu durchbrechen und dem Körper die Entscheidung zu überlassen, wo er sich einpendeln möchte. In dieser Zeit ging es viel um Schönheitsideale, Körperakzeptanz und die Frage der Weiblichkeit.

Ich habe sie im Frühjahr das letzte Mal getroffen. Der Abschied fiel mir schwer, aber ich kann sie mit einem guten Gefühl ziehen lassen. Sie hat mit so viel Klugheit und Umsicht mit sich selbst den Heilungsprozess beschritten. Ich habe miterlebt, was für ein schmerzhafter Prozess es für sie war, nicht an ihrer eigenen Geschichte zu verzweifeln. Im Gegenteil, es hat sie für das Leben stark gemacht. Sie hat ihre unbändige Energie und die Lebensfreude, die sie als Kind hatte, wiederentdeckt. Ich bin mächtig stolz auf sie. Es war eine arbeitsreiche Erfahrung. Ich sehe es als Geschenk an, mit ihr diesen Weg gegangen zu sein. Zum Abschluss verriet sie mir mit einem verschmitzten Lächeln, dass sie sich zum ersten Mal in ihrem Leben attraktiv fühle. Sie hatte die Heilung mit all ihren Facetten geschafft.

2. WAS WURDE AUS DER REBELLIN?

Das ist die junge Frau, die an unkontrollierten Essanfällen litt, die bereits in der Grundschule heimlich Süßigkeiten aß und sie verteilte, um sich Anerkennung zu erkaufen. Ihre Eltern taten alles, sie schlank zu bekommen. Eine Diät folgte der nächsten. Sie wurde immer dicker. Zu Hause aß sie, was man ihr vorsetzte. Im Verborgenen litt sie unter schlimmen Essattacken. Sie schämte sich und fühlte sich als Versagerin. Wenn die Eltern herausbekamen, dass sie sich nicht an die Diät hielt, gab es Ärger und es hagelte Vorwürfe. Die Eltern kontrollierten auch andere Lebensbereiche.

Die Rebellin war wütend auf ihre Eltern, weil sie auf ihren Körper reduziert wurde und sie sie nicht so annehmen konnten, wie sie war. Sie fühlte sich schuldig, unselbstständig und wertlos.

Unsere erste gemeinsame Arbeit bestand darin, einen Speiseplan für sie zu finden, der sie satt machte und ihr eine Orientierungshilfe gab. Die täglichen Erfahrungen mit dem Essplan waren erst einmal Gegenstand unserer Gespräche. Mit der Zeit ließen die Essanfälle nach. Sie wurde selbstbewusster und traute sich immer mehr zu. Sie lernte die Körpersignale wie Hunger, Lust und Sattsein richtig zu interpretieren und im richtigen Moment stopp zu sagen. Vor allem führten Rückschläge nicht mehr zu Gefühlen wie Schuld und Versagen. Im Gegenteil, sie wollte wissen, was dahintersteckte, und nach einem Jahr blieben die Essanfälle aus.

Die Therapie bei ihrer Psychologin half ihr, ihre Geschichte aufzuarbeiten, ihre Probleme anzupacken und Selbstwertgefühl und Selbstakzeptanz zu verbessern. Sie nahm ihr Leben abseits der Eltern in die Hand und das war gut so.

Während dieses Jahres war das Abnehmen nie ein Thema. Nur in ganz unregelmäßigen Abständen wollte sie wissen, wie viel sie wiegt. Sie nahm in dem ganzen Jahr kein Gramm zu. Jetzt wurde es Zeit, mit ihr über die Gewichtsabnahme zu sprechen. Damit rief ich die Rebellin auf den Plan. »Meine Figur ist meine Identität und ich kämpfe um die Daseinsberechtigung in diesem Körper. Es ist auch ein gesellschaftlicher Kampf.«

Wir schauten uns an, was sich hinter diesem Statement verbarg. Es war das zutiefst verletzte Kind, das immer gesehen, geliebt und akzeptiert werden wollte. Sie wehrte sich gegen die Vorstellung, erst wenn sie schlank ist, werde sie in ihrem Sein von Familie und Gesellschaft angenommen. Es waren alte Verletzungen, Kränkungen und Wut, die nach oben schwappten.

»Ich fühle mich mit den anderen Dicken verbunden und mein Dicksein und meinen Ekel und Hass auf meinen Körper kann ich auf die anderen übertragen. Außerdem brauche ich das noch, dick und bequem im Bett zu liegen und mich krank zu fühlen. Vielleicht kümmert sich jemand um mich und macht mich »gesund«.

Ich ließ ihr Zeit, ihre Wunden heilen zu lassen. Sie sollte aus dem ureigenen Antrieb das Gewicht selbstverantwortlich in Augenschein nehmen. Sie sollte es nur für sich selbst machen. Sie durfte den Prozess selbst bestimmen und ihren Rhythmus finden. Wichtig war nur, dass sie sich selbst keinen Druck machte und weiterhin ruhig und fürsorglich mit sich selbst umging.

Sie hatte beschlossen, nicht an der Gewichtskorrektur zu arbeiten, und wir verabschiededen uns.

Sie ist eine tolle junge Frau, die eine unglaubliche Entwicklung durchgemacht hat. Sie ist schlau, sensibel und hat das Große und Ganze im Blick. Sie hinterfragt ihre Geschichte und ihre Wachheit in ihren jungen Jahren beeindruckt mich sehr. Auch vor ihr ziehe ich den Hut und bin froh, einen Teil des Weges mit ihr gegangen zu sein. Sie wird es schaffen, da bin ich mir ganz sicher.

3. WAS WURDE AUS DER KÄMPFERIN?

Sie kam im Alter von 35 Jahren zu mir, da sie unter Bulimie mit stark anorektischen Phasen litt. Man sagte ihr, sie sei chronisch krank. Mit zwölf Jahren hatte sie zum ersten Mal ihren Körper als zu dick wahrgenommen, seitdem war das Gewicht für sie immer ein Thema. Als die Eltern sich trennten, verschloss sie ihre Gedanken und Gefühle. Nach außen hin war alles normal, sie funktionierte. Als die Mutter an einer Depression erkrankte, trat die erste anorektische Phase auf. Sie wechselte zwischen einigermaßen guten Tagen, anorektischen und bulimischen Phasen. Aber nie war ihr Essverhalten normal. Trotz größter Not trieb sie Sport, hatte Erfolg im Beruf und war geübt darin, sich nichts anmerken zu lassen. Allerdings beschrieb sie, dass sie von der Bestätigung der anderen abhängig war und sich »klein in sich selbst« fühlte.

Ein zentrales Thema war der Stress in ihrem Leben. Das Gefühl war allgegenwärtig, weil ihr innerer Treiber sie anfeuerte,

Leistungen zu erbringen und zu funktionieren, obwohl sie schon längst nicht mehr konnte. Innehalten und spüren, was sie wirklich brauchte, war ihr fremd. Genau das war ihre Herausforderung.

Das Bestechende in der Arbeit mit der Kämpferin war, dass sie immer sehr klar und fokussiert war. Sie wusste ganz genau, an welcher Stelle sie orientierungslos war und an die Hand genommen werden musste. Sie ließ es zu, bis sie in der Lage war, allein zu gehen. Mit ihren Gefühlen ging sie eher unaufgeregt um. Sie ließ sich Zeit, sie wahrzunehmen und sie wirken zu lassen. Sie wollte herausfinden, wie man mit Gefühlen umging und was sie an der Stelle der Essstörung brauchte, um sich gut zu fühlen. Manchmal war sie überrascht, wie die Dinge zusammenhingen.

Ihr wunder Punkt war ihr Leistungsdenken, der Wille zu funktionieren und sich daraus die Bestätigung zu holen. Sie stellte die richtigen Fragen und traf gute Entscheidungen.

Das Loslassen der Essstörung ging damit einher, beruflich das Maß zu finden, das ihr guttat, und die seelische Balance mehr im Privatleben zu suchen. Ich arbeitete unglaublich gerne mit ihr. Sie hatte eine pragmatische, sich selbst zugewandte und reflektierende Art, die sie genau dahin brachte, wo sie heute steht. Sie trotzte der Diagnose »chronifiziert essgestört« und zeigte damit anderen Frauen, es lohnt sich, nicht aufzugeben.

Ich verabschiedete eine sehr interessante, gesunde Frau, die alles mitbringt, um das Leben so zu nehmen, wie es kommt.

Vor einigen Wochen bekam ich eine sehr nette Postkarte, mit einem Baby darauf. Die Kämpferin hatte sich den Wunsch erfüllen können, Mutter zu werden. Ich gratuliere ihr von Herzen und wünsche ihr und ihrer Familie von Herzen nur das Beste.

SCHLUSSWORT

Wenn ich mir etwas für meine Klient*innen wünschen dürfte, wäre es ein gut ausgebautes ambulantes Therapienetz. Neben Medizin, Psychotherapie und Ernährungstherapie müssten andere Disziplinen, wie zum Beispiel Ergotherapie, Reittherapie, systemische Familientherapie und andere mit ins Boot geholt und auch über das Gesundheitssystem finanziert werden. Ich bin überzeugt, dass der synergetische Effekt enorm wäre. Weiterhin müssten die Stunden bei einem*einer Ernährungstherapeut*in komplett von den Krankenkassen übernommen werden.

Die Anzahl der bezahlten Beratungsstunden müsste drastisch erhöht werden, um soziale Ungerechtigkeit zu vermeiden. So wäre es sicherlich möglich, Klinikaufenthalte zu vermeiden, die deutlich kostenintensiver sind als eine ambulante Therapie. Manchmal frage ich mich, ob das überhaupt gewollt ist. Ich betreute ein junges Mädchen, die sich wunderbar in unserem ambulanten Setting entwickelte. Nach den üblichen fünf Sitzungen wurde ein erneuter Antrag auf Kostenübernahme der Ernährungsberatung gestellt. Der Arzt, die Psychotherapeutin und meine Wenigkeit legten dem Antrag ein Schreiben bei. Er wurde abgelehnt. Die zuständige Sachbearbeiterin der Krankenkassen gab mir die lapidare Antwort, dann solle sie doch in die Klinik gehen. Was für ein Wahnsinn. Einen nicht notwendigen Klinikaufenthalt zu empfehlen, der für den Verlauf der Gesundheit nicht zuträglich ist und zusätzlich massive Kosten verursacht, machte mich fassungslos.

Jeder Heilungsweg ist einzigartig und unterliegt seinem eigenen Rhythmus. Es gibt Phasen, in denen ganz viel passiert, und Phasen des vermeintlichen Stillstands. Aber auch in diesen Zeiten findet Bewegung statt. Stellen Sie sich einen Baum im Winter vor. Kein Blatt und keine Blüte sind zu erkennen. Aber in der Wurzel wird gearbeitet, um im Frühling mit voller Kraft den Baum zum Erblühen zu bringen. So ist es auch in therapeutischen Prozessen. Geben Sie nicht auf, wenn Sie das Gefühl haben, es geht nicht weiter, und denken Sie daran: Nach dem Winter kommt der Frühling.

DANKSAGUNGEN

Der Weg, dieses Buch zu schreiben, war das Ziel. Jetzt wird es veröffentlicht und ich freue mich sehr darüber. Ohne die Unterstützung und Mithilfe von lieben Menschen hätte ich das gar nicht geschafft.

Ein riesiges Dankeschön geht an die Kluge, die Kämpferin und die Rebellin, deren Geschichten das Buch so lebendig wirken lassen. Es war eine schöne intensive Zeit mit ihnen, die mich nochmals mit anderen Augen auf die Essstörung schauen ließ. Weiterhin danke ich allen Klient*innen, die mir erlaubt haben, aus dem Nähkästchen unserer gemeinsamen Arbeit zu plaudern und mein Buch dadurch so greifbar zu machen.

Ich danke Martina, die das halbfertige Manuskript mit ihrem journalistischen Blick las und mir meine Unsicherheit ein wenig nehmen konnte, sodass ich weitermachte. Ich bedanke mich bei meiner Mutter, die dem Thema mit so viel Freude begegnete, mich aufmunterte weiterzuschreiben und mich mit Fragen zum Nachdenken brachte.

Ein besonderes Dankeschön geht an meine Freundinnen, die mit Kritik und Kompetenz das Skript lasen. Liebe Ulrike, durch deinen kritischen Einwand aus der medizinischen Sicht habe ich das Kapitel »Die Kraft von Kopf und Bauch« umgeschrieben. Danke, dass du immer so direkt bist. Dzemila und Sandra, ich bin so froh, dass ich euch kenne. Ihr habt das Korrekturlesen im Zug nach Heidelberg begonnen und ich sehe euch mit dem Rotstift meine Fehler korrigieren. Danke, vor allem dir Dzemila, obwohl du selbst so stark beruflich eingebunden bist, für dein Korrekturlesen bis zum Schluss.

Ich möchte meinem Mann danken, der Abschnitte, die ich aus Versehen gelöscht habe, aus dem virtuellen Nirvana wiedergeholt hat und somit einen Nervenzusammenbruch meinerseits abwenden konnte. Er hat formatiert, gestaltet und stand mir immer zur Seite. Außerdem hat er mich immer lecker bekocht, damit ich weiterdenken konnte. Danke dir für deine Unterstützung.

Ein großes Dankeschön ebenfalls an Juliane Rottach, die mich redaktionell im Riva-Verlag begleitet hat. Das Arbeiten mit ihr hat große Freude gemacht.

Zum Schluss möchte ich mich bei meinem Agenten Oliver Uschmann bedanken. Er ist selbst Buchautor, PR-Texter, Journalist und kennt sich gut in der Verlagswelt aus. Er hat all seine Kompetenzen für mich genutzt, um mich und meine Arbeit zu fördern. Es war mir eine Freude, mit ihm arbeiten zu dürfen.

ÜBER DIE AUTORIN

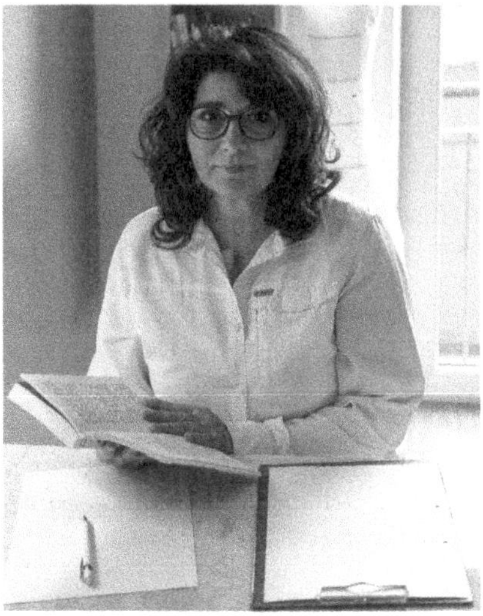

Gabriella Rocchi hat eine eigene Praxis als selbstständige Ernährungsberaterin in ihrer Wahlheimat Münster. Seit 2014 lehrt Rocchi an der FH für Oecotrophologie in Münster, coacht Teams und Gruppen, die mit essgestörten Kindern und Jugendlichen arbeiten und wird als freie Dozentin regelmäßig für Vorträge, Workshops und Keynotes zu Ernährungs- und Gesundheitsthemen gebucht. Rocchi verfügt über 20 Jahre Berufserfahrung im Umgang mit Betroffenen von Essstörungen und Angehörigen.

LITERATUR

1. Wardetzki, Bärbel: *Weiblicher Narzissmus*, Kösel 2014, S. 63
2. Servan-Schreiber, David: *Die neue Medizin der Emotionen*, Antje Kunstmann 2004, S. 36
3. Dogs, Christian Peter; Poelschau, Nina: *Gefühle sind keine Krankheit*, Ullstein 2019, S. 29–32
4. Bächle, Christina: »*Anorexie und Bulimie: Hunger abprogrammiert*«, 2016, https://ernaehrung.de, Pressemitteilung (abgerufen zuletzt am 20.05.2024)
5. Burger, Kathrin: »*Magersucht: Erbe aus der Steinzeit*«, 2007, https://wissenschaft.de (zuletzt abgerufen am 20.05.2024)
6. Tups, Alexander: »*Fettreiches Essen stört Abläufe im Gehirn-Dem Phänomen der Leptinresistenz auf der Spur*«, 2014, https:/forschung-bmbf.de (abgerufen zuletzt am 20.05.2024)
7. Gabel, Doris: »*Wechselwirkung zwischen Gehirn und Essverhalten im Visier der Adipositasforschung*«, 2013, https://www.ifb-adipositas.de/ Pressemitteilung (abgerufen zuletzt am 20.05.2024)
8. Jetter, Marion: *Brain-Power-Food*, Goldmann 2020, S. 16
9. Badenschier Franziska: »*Wenn Magersucht das Hirn auszehrt*«, 2013, https://dasgehirn.info (abgerufen zuletzt am 04.09.2022)
10. Jetter, Marion: *Brain-Power-Food*, Goldmann 2020, S. 51
11. Jetter, Marion: *Brain-Power-Food*, Goldmann 2020, S. 94
12. Kast, Bas: *Der Ernährungskompass*, C. Bertelsmann 2019, S. 266
13. Steinhilber, Haley: »*Hungerprojekt in Minnesota*«, 2018, https://www.brethren.org/de/bhla/hiddengems/minnesota-starvation-project/ (abgerufen zuletzt am 22.08.2023)
14. Enders, Giulia: *Darm mit Charme*, Ullstein 2019, S. 106
15. Wardetzki, Bärbel: *Weiblicher Narzissmus*, Kösel 2014, S. 37
16. Kaestele, Gina: *Essen im Einklang mit Seele und Körper*, Herder Spektrum 2014, S. 134
17. Peeke, Pamela: *Fettfalle 40*, Midena 2001, S. 66
18. Peeke, Pamela: *Fettfalle 40*, Midena 2001, S. 63
19. Wardetzki, Bärbel: *Weiblicher Narzissmus*, Kösel 2014, S. 96

20. Kilb, Helene: »*Mehr als ein süßer Social-Media-Trend? Warum die ›Vanilla Girl‹-Ästhetik so umstritten ist*«, 2023, https://www.rnd.de/lifestyle/vanilla-girl-warum-der-trend-auf-tiktok-und-instagram-so-umstritten-ist-KJ3OQKHSXJEMRBMGV4XQMUV4AQ.html (abgerufen zuletzt am 20.08.2023)
21. Broschüre des Landesmedienzentrums Baden-Württemberg: »*Schönheitsideale im Internet?!*«, 2020, S. 7
22. Göbel, Phil: »*Spritze rein, dünner sein – Der gefährliche Hype um das ›Diät-Wundermittel‹ Ozempic*«, 2023, https://www.stern.de/gesundheit/ernaehrung/diaet/diaet--so-gefaehrlich-ist-der-hype-um-das-abnehm-medikament--ozempic--32897850.html (abgerufen zuletzt am 20.08.2023)
23. Jessen, Elias: »*Der Reiz an Tiktok – Warum die App so schnell süchtig macht*«, 2001 https://krisenchat.de/oase/article/Tiktok-Sucht (abgerufen zuletzt am 23.08.2023)
24. Siepmann, Carla: »*Schöne Mädchen essen nicht*«, 2021, https://taz.de/Anorexie-Gruppen-im-Internet/!5799572/ (abgerufen zuletzt am 20.08.2023)
25. Wardetzki, Bärbel: *Weiblicher Narzissmus*, Kösel 2014, S. 76
26. Schuller Kerstin: »*Die Wirkung des Zyklus auf unsere Hormone*«, 2023, https://allianz.at (abgerufen zuletzt am 20.05.2024)

STICHWORTREGISTER